みみ・はな・のど
感染症への上手な抗菌薬の使い方
－知りたい、知っておきたい、知っておくべき使い方－

編集 鈴木賢二

藤田保健衛生大学医学部名誉教授
医療法人尚徳会ヨナハ総合病院院長

全日本病院出版会

編集にあたって

　耳鼻咽喉科領域のいわゆる上気道は，微生物がヒトの体内に侵入する門戸となっており，鼻・口・咽喉(のど)さらに鼻から耳管により連続している中耳においては，日々侵入する微生物と粘膜上皮の間で鬩ぎ合いが行われ感染症の好発部位となっている．

　本書では，微生物のうち最も頻繁に遭遇し，治療の対象となる細菌を原因とする感染症にフォーカスを当て，"みみ・はな・のどの感染症に対する上手な抗菌薬の使い方"につき，それぞれのエキスパートにご執筆いただいた．

　「知りたい使い方」として総論的に「PK/PD」，「薬物相互作用」，「乳幼児・小児」，「高齢者」，「妊婦，授乳婦」，「肝腎機能」などを考慮した使い方につきわかりやすくご解説いただいた．

　また「知っておきたい使い方」として耳鼻咽喉科領域の慢性感染症である「慢性中耳炎」，「慢性鼻副鼻腔炎」，「慢性扁桃炎，習慣性扁桃炎」，「咽喉頭炎」や急性・慢性いずれもありうる「唾液腺炎」などの疾患を採り上げ，それらに対する抗菌薬の適正使用について解説いただいた．

　さらに「知っておくべき使い方」として主に急性期疾患である「急性中耳炎」，「急性鼻副鼻腔炎」，「急性扁桃炎」，「扁桃周囲炎，扁桃周囲膿瘍」，「喉頭蓋炎」，「蜂窩織炎」，「深頸部膿瘍」に対する抗菌薬の使用法について疾患の概念，診断，治療などを交えながら記述いただいた．

　また巻末には，抗菌薬の投薬禁忌・使用上の注意・注意すべき副作用など渉猟しうる範囲で詳細を記載した．

　本書は，抗菌薬の使い方につき，総論的にまた各論的に，「知りたい使い方」，「知っておきたい使い方」，「知っておくべき使い方」として，耳鼻咽喉科領域の主たる感染症に対して纏めることができたと自負しております．本書が耳鼻咽喉科専門医のみならず，他科の先生方，研修医諸君まで幅広く，皆さんに"座右の書"としてご活用いただけるなら，編者望外の喜びであります．

　末筆となりますが，本企画にご理解を戴き，ご多忙な日常業務の中，ご執筆賜った諸先生方に深謝するとともに，出版に当たりお世話になった全日本病院出版会のご担当の方々に御礼申し上げ筆を擱きます．

2016年2月吉日

医療法人尚徳会ヨナハ総合病院，院長
鈴木賢二

みみ・はな・のど感染症への上手な抗菌薬の使い方
―知りたい，知っておきたい，知っておくべき使い方―

編集　鈴木賢二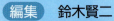

CONTENTS

略語一覧 ··· 鈴木賢二

I これだけは"知りたい"抗菌薬の使い方

1. PK/PD を考慮した使い方 ································· 戸塚恭一　2
2. 耳鼻咽喉科領域の感染症治療薬と併用薬との薬物相互作用 ····· 森田邦彦，松元加奈　8
3. 乳幼児・小児への使い方 ······························· 尾内一信　17
4. 高齢者への使い方 ····································· 吉山友二　22
5. 妊婦，授乳婦への使い方 ······························· 小池良且　32
6. 肝腎機能を考慮した使い方 ····················· 山岸由佳，三鴨廣繁　42

II これだけは"知っておきたい"抗菌薬の使い方

1. 慢性中耳炎 ··· 伊藤真人　54
2. 慢性鼻副鼻腔炎 ························· 都築建三，橋本健吾，阪上雅史　59
3. 慢性扁桃炎，習慣性扁桃炎 ··························· 林　達哉　67
4. 咽喉頭炎 ··· 兵　行義　73
5. 唾液腺炎 ································· 山村幸江，吉原俊雄　81

III これだけは"知っておくべき"抗菌薬の使い方

1. 急性中耳炎 ··· 宮本直哉　88
2. 急性鼻副鼻腔炎 ··· 松原茂規　95
3. 急性扁桃炎 ··· 澤田正一　101
4. 扁桃周囲炎，扁桃周囲膿瘍 ·································· 菅原一真，山下裕司　108
5. 喉頭蓋炎 ·· 岩田　昇　112
6. 蜂窩織炎 ·· 青井典明　117
7. 深頸部膿瘍 ··· 八木正夫　123

索引 ··· 129

投薬の禁忌・注意・副作用ならびに併用禁忌・注意一覧

·· 鈴木賢二　132

執筆者一覧

編　集

鈴木　賢二	藤田保健衛生大学医学部，名誉教授／医療法人尚徳会ヨナハ総合病院，院長	

執筆者（執筆順）

戸塚　恭一	東京女子医科大学，名誉教授／医療法人北多摩病院，副院長
森田　邦彦	同志社女子大学薬学部臨床薬剤学，教授
松元　加奈	同志社女子大学薬学部臨床薬剤学，専任講師
尾内　一信	川崎医科大学小児科学講座，教授
吉山　友二	北里大学薬学部臨床薬学研究・教育センター保険薬局学，教授
小池　良旦	藤田保健衛生大学坂文種報德會病院薬剤部，係長
山岸　由佳	愛知医科大学病院感染症科，准教授
三鴨　廣繁	愛知医科大学病院感染症科，教授
伊藤　真人	自治医科大学とちぎ子ども医療センター小児耳鼻咽喉科，教授
都築　建三	兵庫医科大学耳鼻咽喉科・頭頸部外科学教室，准教授
橋本　健吾	兵庫医科大学耳鼻咽喉科・頭頸部外科学教室，助教
阪上　雅史	兵庫医科大学耳鼻咽喉科・頭頸部外科学教室，主任教授，副院長
林　達哉	旭川医科大学耳鼻咽喉科・頭頸部外科学講座，准教授
兵　行義	川崎医科大学耳鼻咽喉科学教室，講師
山村　幸江	東京女子医科大学耳鼻咽喉科学教室，講師
吉原　俊雄	東京女子医科大学耳鼻咽喉科学教室，教授
宮本　直哉	宮本ファミリー耳鼻科，院長
松原　茂規	松原耳鼻いんこう科医院，院長
澤田　正一	さわだ耳鼻咽喉科・眼科，院長
菅原　一真	山口大学大学院医学系研究科耳鼻咽喉科学分野，講師
山下　裕司	山口大学大学院医学系研究科耳鼻咽喉科学分野，教授
岩田　昇	藤田保健衛生大学坂文種報德會病院耳鼻咽喉科
青井　典明	島根大学医学部耳鼻咽喉科，講師
八木　正夫	関西医科大学耳鼻咽喉科・頭頸部外科，講師
鈴木　賢二	藤田保健衛生大学医学部，名誉教授／医療法人尚徳会ヨナハ総合病院，院長

（2016年2月現在）

略語一覧

B

BLNAI	β-lactamase negative ampicillin intermediate resistance	β-ラクタマーゼ非産生アンピシリン中等度耐性インフルエンザ菌
BLNAR	β-lactamase negative ampicillin resistance	β-ラクタマーゼ非産生アンピシリン耐性インフルエンザ菌
BLNAS	β-lactamase negative ampicillin sensitive	β-ラクタマーゼ非産生アンピシリン感受性インフルエンザ菌
BLPACR	β-lactamase positive amoxicillin-clavulanate resistant	β-ラクタマーゼ産生アモキシシリン／クラブラン酸耐性インフルエンザ菌
BLPAR	β-lactamase positive ampicillin resistance	β-ラクタマーゼ産生アンピシリン耐性インフルエンザ菌

E

E. coli	Escherichia coli	大腸菌

G

GABHS	group A β-hemolytic streptococcus	A群β溶血性レンサ球菌
GAS	group A streptococcus	A群レンサ球菌

H

H. influenzae	Haemophilus influenzae	インフルエンザ菌
Hib	Haemophilus influenzae type B	インフルエンザ菌B型

K

K. pneumoniae	Klebsiella pneumoniae	肺炎桿菌

M

M. catarrhalis	Moraxella catarrhalis	モラキセラカタラーリス
MRSA	methicillin-resistant Staphylococcus aureus	メチシリン耐性黄色ブドウ球菌

P

P. aeruginosa	Pseudomonas aeruginosa	緑膿菌
PISP	penicillin-intermediate Streptococcus pneumoniae	ペニシリン中等度耐性肺炎球菌
PRSP	penicillin-resistant Streptococcus pneumoniae	ペニシリン耐性肺炎球菌
PSSP	penicillin-susceptible Streptococcus pneumoniae	ペニシリン感受性肺炎球菌

S

S. aureus	Staphylococcus aureus	黄色ブドウ球菌
S. epidermidis	Staphylococcus epidermidis	表皮ブドウ球菌
S. pneumoniae	Streptococcus pneumoniae	肺炎球菌
S. pyogenes	Streptococcus pyogenes	A群β溶血性レンサ球菌
S. viridans	Streptococcus viridans	緑色レンサ球菌

V

VRSA	vancomycin-resistant Staphylococcus aureus	バンコマイシン耐性黄色ブドウ球菌

(鈴木賢二)

みみ・はな・のど感染症への上手な抗菌薬の使い方
―知りたい，知っておきたい，知っておくべき使い方―

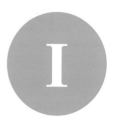

これだけは"知りたい"
抗菌薬の使い方

I これだけは"知りたい"抗菌薬の使い方

1 PK/PDを考慮した使い方

I はじめに

　一時は制圧されたのではないかと考えられていた感染症が実際には人類の脅威として再び大きな問題となってきた．ここ数年でもエボラ出血熱や強毒性鳥インフルエンザなどの新たな感染症が問題となり，その対応にはグローバルな対策が必要になっている．感染症の治療では，ペニシリンの開発から始まり，その後に多くの抗菌薬が開発され，感染症の治療には目覚ましい進歩がみられた．しかし，抗菌薬の開発とともに病原体の抗菌薬耐性化が問題となり，多剤耐性緑膿菌や多剤耐性アシネトバクター，カルバペネム耐性腸内細菌科細菌の病院内感染のアウトブレイクが社会問題となっている．そのような状況にもかかわらず，抗菌薬の開発は滞り，ここ十数年は新たな抗菌薬の開発はほとんど行われていない．米国ではこのような状況を刷新すべく，2020年までに10の新たな抗菌薬を開発しようと学会・政府・企業が協力して10×20のキャンペーンが行われている．

　この現状においては既存の抗菌薬を最大限に活用して，可能な限り長持ちさせる必要がある．抗菌薬を使用すれば，選択圧により耐性菌が浮き出ることを避けることはできない．広域抗菌薬を長期間使用される難治性感染症の患者では，特に多剤耐性菌の分離頻度が多くなる．したがって，耐性菌の抑制のためには，短期間に効率よく治療することが重要である．既存の抗菌薬をどのように使ったら最も良い効果が得られ，副作用や耐性菌を抑制できるかは重要な課題である．このような観点から抗菌薬を有効に使用しながら，副作用や耐性菌を抑制できる投与法について検討を行ったのが，最近の抗菌薬のPK/PD（薬物動態（pharmacokinetics；PK）/薬力学（pharmacodynamics；PD））の検討である[1]．

II PK/PD検討の歴史

　ペニシリンが開発されてすぐに抗菌薬の使い方についての研究が開始されている．Eagleらはペニシリンを一定時間作用させた *Streptococcus pneumoniae* がペニシリンを除いてもただちに増殖を開始できない現象を認めた．この現象は後にCraigらがペニシリン以外の抗菌薬についても検討し，post-antibiotic effect（以下，PAE）としてまとめた（表I-1）．その結果によると，β-ラクタム薬ではグラム陰性菌に対してPAEを認めないことを発見した．その後，CraigはさらにEagleらが使用したマウス大腿感染モデルを使用して，抗菌薬のPKとPDの関係について広範に検討し，抗菌薬の使い方について明らかにした[2]．

表Ⅰ-1 抗菌薬のPAE

抗菌薬		細菌	PAE(h)	
			in vitro	in vivo
細胞壁合成酵素阻害薬	β-ラクタム	グラム陽性球菌	1〜2	2〜6
		グラム陰性桿菌	<1	<1
蛋白，核酸合成阻害薬	アミノグリコシド薬 キノロン薬 テトラサイクリン マクロライド薬 クロラムフェニコール リファンピシン	グラム陽性球菌	2〜6	4〜10
		グラム陰性桿菌	2〜6	2〜8

(日本内科学会雑誌：44，1068，1995 より引用)

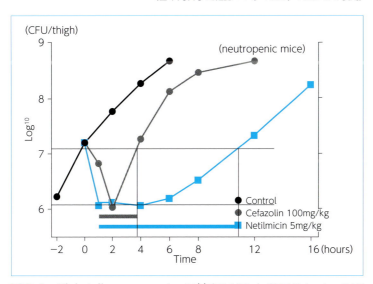

図Ⅰ-1　*Klebsiella pneumoniae*に対するNTLとCEZの*in vivo* PAE

Ⅲ 抗菌薬のPDの特徴

　抗菌薬には，その殺菌作用の特徴から濃度を増加させると急速に殺菌作用が進む濃度依存性抗菌薬と殺菌作用に時間を要する時間依存性抗菌薬が存在する．濃度依存性殺菌作用を示す抗菌薬としてはアミノグリコシド薬，キノロン薬があり，時間依存性殺菌作用を示す抗菌薬としてはセフェム薬，ペニシリン薬，カルバペネム薬がある．その他に，増殖は抑制するが殺菌作用の強くない抗菌薬があり，マクロライド薬，テトラサイクリン(以下，TC)などが属する．

　抗菌薬には，細菌と接触後血液中濃度がMIC以下に低下しても細菌の増殖を抑制する作用(PAE)を示す抗菌薬と，PAEを示さない抗菌薬がある．我々が行った検討であるが，図Ⅰ-1に示すように，グラム陰性桿菌の肺炎桿菌(*Klebsiella pneumoniae*)に対して，セファゾリン(CEZ)ではPAEを示さないが，アミノグリコシド薬のネチルマイシンではPAEが認められる(図Ⅰ-1)．このようにPAEが強い薬剤としてはアミノグリコシド薬，キノロン薬，マクロライド薬，TCなどがある[3]．弱い薬剤としてはセフェム薬，ペニシリン薬などで，グラム陰性菌にはほとんどPAEを示さない(表Ⅰ-1)．また我々の検討ではPAEには好中球数も影響して，細菌と抗菌薬の組み合わせにより*in vivo*のPAEが著明に延長を認めている．

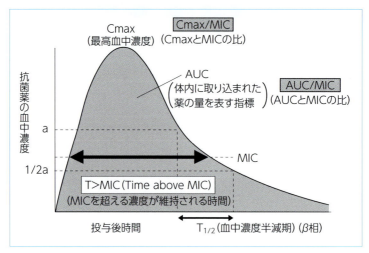

図 I-2 抗菌薬の効果と相関する PK/PD パラメータ

表 I-2 抗菌薬の効果と関係する PK/PD パラメータ

Antimicrobial Effect	PK/PD parameter	Antimicrobial Class
濃度依存性殺菌作用と長い持続効果	AUC/MIC or Peak/MIC	キノロン薬, アミノグリコシド薬
時間依存性殺菌作用と短い持続効果	Time of dosing interval above MIC	カルバペネム薬, セフェム薬, ペニシリン薬
時間依存性殺菌効果と長い持続効果	AUC/MIC	アジスロマイシン, クラリスロマイシン, テトラサイクリン, バンコマイシン

IV 抗菌薬の効果と関連する PK/PD パラメータ

　抗菌薬の有効性と関連する PK/PD パラメータとしては time above MIC（MIC 以上を維持した時間で 24 時間中の％で示す），AUC/MIC（24 時間の総 AUC を MIC 値で割った値），Peak/MIC（ピーク濃度を MIC 値で割った値）がある（図 I-2）．Craig らによる動物感染モデルを使った広範な検討結果によると，キノロン薬，アミノグリコシド薬のように濃度依存性の殺菌作用を示す抗菌薬の効果は Peak/MIC または AUC/MIC と関係し，β-ラクタム薬のように時間依存性の殺菌作用を示す抗菌薬では MIC 以上の持続時間である time above MIC（TAM）と関係する（表 I-2）．セフェピム（CFPM）の治験の結果でみても各種病原体の MIC 90 と除菌率の関係をみると，MIC 90 以上を維持できる時間と除菌率は関連していることが示される（図 I-3）[4]．さらに血中半減期が長く，また，薬物濃度が MIC 以下となった場合に認められる PAE や subMIC effect などが長いアジスロマイシン（AZM），TC，バンコマイシン（以下，VCM）では AUC/MIC が効果と関係することが示されている[3)5)]．一般的に効果が TAM と関連する β-ラクタム薬などの抗菌薬では，3 回，4 回と分割投与を行うことにより効果が増し，効果が Peak/MIC と関連するアミノグリコシド薬のような抗菌薬であれば投与量が重要であり，1 回にまとめて投与してピーク濃度を高める投与法が重要である．これらの PK/PD と効果の検討から，β-ラクタム薬であるタゾバクタム/ピペラシリン（TAZ/PIPC）の 3 回，4 回の分割投与を行うことにより効果が増し，アルベカシン（以下，ABK）やレボフロキサシン（以下，LVFX）では，1 回の投与量を増加させることによりアミノグリコシド薬やキノロン薬の効果が増すことから，1 日 1 回投与法などが行われるようになった．この投与法は効果だけではなく，後に示す耐性菌防止や副作用の防止とも関係している．

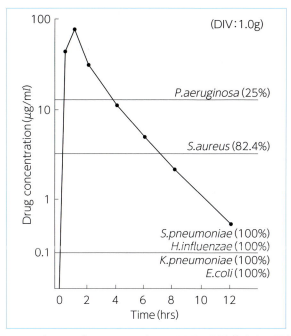

図 I -3　セフェピムの time above MIC₉₀ と除菌率との関係

表 I -3　抗菌薬の PK/PD ターゲット値

抗菌薬	PK/PD ターゲット値
ペニシリン薬	TAM が 30%
セフェム薬	TAM が 40%
カルバペネム薬	TAM が 20〜30%
ニューキノロン薬	AUC/MIC が 30（肺炎球菌）または 125（緑膿菌）
アミノグリコシド薬	Peak/MIC が 8
バンコマイシン	AUC/MIC が 400

V　PK/PD パラメータとターゲット値

　その結果，抗菌薬の有効性と関連する PK/PD パラメータが，どのくらいの値をとれば有効性を確保できるかが問題となる．有効性を示す PK/PD パラメータの値は PK/PD ターゲット値と言われる．動物感染モデルで得られた PK/PD ターゲット値がヒトで得られた PK/PD ターゲット値と近似の値を示していることが明らかになった．例えば，有効性が TAM と関連し，MIC 以上の濃度が 1 日 24 時間の 30% 以上（7.2 時間以上）を維持すると有効であると仮定すれば，PK/PD ターゲット値は TAM 30% になる．キノロン薬の PK/PD ターゲット値としては AUC/MIC が，グラム陽性菌の $S. pneumoniae$ で 30 以上，グラム陰性菌の緑膿菌（$Pseudomonas aeruginosa$）では 125 以上，β-ラクタム薬では TAM が 30〜40% 以上，カルバペネム薬で TAM が 20〜30%，アミノグリコシド薬では Peak/MIC が 8 以上，VCM では AUC/MIC が 400 以上とのデータが示されている（表 I -3）．感染症を起こしている病原体の MIC は個々の症例で異なるので PK/PD ターゲット値を基に個々の病原体 MIC に応じた 1 日の投与量，投与間隔を決定することが理想である．しかし，治療開始時に，個々の病原体の MIC を求めることは実際的には困難である．そこで地域や当該施設での病原体の MIC 90 などを用いて投与量や投与間隔を決定することが実際的である．

Ⅵ PK/PDとブレークポイント

　抗菌薬が有効であるか，あるいは無効となるかを判断する病原体のMICがブレークポイントであり，現状では米国における標準的な用法・用量に基づいてClinical Laboratory Standards Institute（CLSI）が示しているものが使われている．PK/PDの考え方から言えば抗菌薬のブレークポイントは用法・用量により異なるとの考え方であり，最近，CLSIもPK/PDを取り入れたブレークポイントの設定を行うようになっている．有効性のターゲット値として，仮に通常使われているペニシリン薬TAM 30％，セフェム薬TAM 40％，カルバペネム薬TAM 30％，キノロン薬AUC/MIC 30とすれば，健常人から得られた常用の投与法での薬物動態より，上記のターゲット値を達成できるPK/PDブレークポイントMICを求めることができる．我が国の用法・用量におけるPK/PDブレークポイントについては成書の巻末に記載されている[1]．このようなPK/PDターゲット値からブレークポイントMICを求める場合は，投与量や投与回数によりブレークポイントMICが変化し得ることを理解する必要がある．

Ⅶ PK/PDから根拠のある治療的薬物濃度モニタリング

　抗菌薬の適正使用とともに治療的薬物濃度モニタリング（therapeutic drug monitoring；TDM）の重要性が示され，多くの施設でTDMを実施しながら治療が行われるようになってきた．従来はTDMが主に副作用の防止を目的に行われてきたが，現在では，有効性を高め，さらには耐性菌の出現防止も考慮した積極的なTDMとなっている．抗菌薬のPK/PDの検討が進んだことからTDMの目標も明確になり，目標とするターゲット値が明らかになってくると，個々の患者においてTDMを行うことにより，ターゲット値を満足できる投与量や投与法の設定を行うことができる．実際に，PK/PDからABKの1日1回（once a day；OD）投与法が検討され，ABKではPeak濃度が重要であり，9～20 μg/ml を目標に投与量を設定することが勧められている[6]．

Ⅷ 耐性菌抑制とPK/PD

　2000年頃から，耐性菌の出現についてもPK/PDから検討する必要があることが明らかになってきた．キノロン薬において耐性菌を出現させない薬剤の濃度（mutant prevention concentration；MPC）という考え方が示された[7]．図Ⅰ-4に示すようにMICとMPCの間が耐性菌選択濃度域（mutant selection window；MSW）であり，MPC以上の血中濃度が得られること，MSWが狭いことなどの薬物動態の特徴により，耐性の出現率が変わる可能性が示された．この結果からすると，キノロン薬では，従来から分割投与が行われてきたが，有効性からみればAUC/MICであり1日総投与量が重要と考えられるが，耐性菌抑制からみても1日1回投与法が優れた投与法になる．LVFXにおいては100 mg 3回投与が，500 mg 1回投与に変更されたのも，有効性の増進とともに耐性菌の抑制を意図したものである．

Ⅸ PK/PDからの副作用防止

　アミノグリコシド薬は濃度依存性殺菌作用やPAEを有し，その効果はAUC/MICないしはPeak/MICと関係することから，すでに，OD投与法が行われ，その有効性が示されている．また腎毒性な

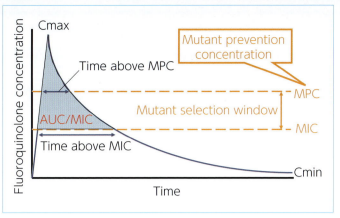

図Ⅰ-4 耐性菌出現と体内動態
耐性化させない薬物側の条件
・Mutant selection window が狭いこと
・Time above MPC が長く，かつ Mutant selection window を短時間で通過する濃度推移を示すこと

どの副作用についても OD では少ないことが示されている[8]．OD 投与法では従来の安全域以上のピーク濃度を示しているはずであるが，副作用の増加はなく，むしろやや頻度が少ないとの結果が示されている．これはアミノグリコシド薬の腎皮質への取り込みには域値があるために，高濃度となってもそれに比例した腎皮質への取り込み増加を認めないためと解釈されている．他の抗菌薬についてもアミノグリコシド薬と同様の傾向があるかは検討する必要がある．

X おわりに

抗菌薬療法の有効性を高めることにより，治療を早期に終了することが可能となるので，最も重要な耐性菌対策と言える．PK/PD に基づいた抗菌薬療法を推進することが重要であるが，さらに PK/PD に基づいた耐性菌抑制の検討が進歩し，耐性菌抑制を目指した投与法も明らかになってきているので，これを臨床において推進することが重要となろう．

(戸塚恭一)

参考文献

1) 戸塚恭一(監修)：日常診療に役立つ抗菌薬の PK/PD 改訂版．ユニオンエース，2010．
2) Craig WA：The hidden impact of antibacterial resistance in respiratory tract infection—Re-evaluating current antibiotic therapy—．Respir Med, 95(suppl A)：12-19, 2001.
3) 戸塚恭一：PAE から見た抗菌薬の選択．クリニカ，23：271-274, 1996．
4) 戸塚恭一：抗菌薬の新しい使い方．臨床医，24：1077-1081, 1998．
5) 戸塚恭一：抗菌科学療法の新しい工夫—PK/PD の概念を導入した抗菌化学療法—．日内会誌，92：2187-2191, 2003．
6) 戸塚恭一：ABK 1 日 1 回投与法(once a day 投与)の承認に寄せて．日化療会誌，56：i-ii, 2008．
7) Blondeau JM, et al：Mutation prevention concentration of fluoroquinolones for clinical isolates of Streptococcus pneumoniae. Antimicrob Agents Chemother, 45：433-438, 2001.
8) Prince JM, et al：Once versus thrice daily gentamicin in patients with serious infections. Lancet, 341：335-339, 1993.

I これだけは"知りたい"抗菌薬の使い方

2 耳鼻咽喉科領域の感染症治療薬と併用薬との薬物相互作用

I はじめに

　何らかの基礎疾患の治療中の患者が耳鼻咽喉科領域の感染症を併発した場合，当然のことながらそもそもの基礎疾患の治療薬に加えて感染症治療薬がある一定期間にわたって併用されることになる．その場合，これら両薬剤の間で思わぬ相互作用が誘発され，いずれか一方あるいは双方の薬効が減弱したり，重篤な有害作用が発現する可能性が出てくる．
　本稿では，主だった耳鼻咽喉科領域の感染症治療薬と併用薬間の相互作用の機序，回避の方法などについて解説する．

II 薬物相互作用の分類

　薬物相互作用は，①血漿中や組織中薬物濃度の変動に起因する薬物動態(pharmacokinetics；PK)面の機序による場合と，②薬理作用の標的部位をめぐる直接あるいは間接的な薬力学(pharmacodynamics；PD)面の機序による場合とに大別されるほか，発生し得る重篤性によって併用禁忌と併用注意に大別される．表Ⅰ-4に感染症治療の領域で問題となる，主だった薬物相互作用例を列挙する．

III 併用禁忌と併用注意のとらえ方

　併用禁忌は，「併用しないこと」と明記されており，医薬品適正使用の観点からは，それだけで併用を回避する理由として十分である．原則併用禁忌は，特段の理由がない限り併用してはならないが，どうしても必要な場合は適切な対処やモニターのもとで使用することが許容されている．
　一方，併用注意は必ずしも併用しないことを勧めるものでもなければ，併用してもよいと保証するものでもなく，あくまで臨床上の注意を喚起しているにすぎない．したがって，併用注意の組み合わせが処方された場合，その併用が適切か否かについてはケースバイケースで判断する必要がある．次項では，その判断のあり方を解説する．

IV 個々の患者ごとのリスク判断のあり方

　相互作用を生じ得る2つの薬剤の用量は，相互作用の程度に影響を与える要因となり得る．例えば，薬物代謝酵素の阻害に起因する相互作用の場合，影響される薬剤の血中濃度-時間曲線下面積(area under the time-curve；AUC)の上昇率(R)は式1で表される．

$$R = 1 + [I]/Ki \cdots (式1)$$

表 I-4 感染症領域で発現する主たる薬物相互作用

レベル	A. 感染症治療薬	B. 併用薬	機序	生じる相互作用
併用注意	アミノグリコシド系薬	腎障害を起こす恐れのある薬剤（フロセミド，白金製剤，デキストラン，シクロスポリン，NSAIDs，バンコマイシンなど）	PD	腎毒性の増強
		麻酔薬，筋弛緩薬	PD	神経節遮断作用を増強し，呼吸抑制を増強
	アムホテリシンB	利尿薬，白金製剤，アミノグリコシド系薬，バンコマイシン，シクロスポリン，タクロリムス，ガンシクロビル，ホスカルネットナトリウム水和物	PD	腎毒性の増強
		強心配糖体（ジゴキシンなど）	PD	Bの中毒作用を増強
	テルビナフィン	三環系抗うつ薬，デキストロメトルファン，黄体・卵胞ホルモン合剤	PK	AのCYP2D6阻害作用により，Bの血中濃度上昇，作用増強
	イトラコナゾール（カプセル剤）	H₂受容体拮抗薬，プロトンポンプ阻害薬，ジダノシン	PK	Bの胃酸分泌抑制作用により，Aの溶解性・吸収率が低下
	ピペラシリン	メトトレキサート	PD	Bの作用が増強
	セフェム系薬	ワルファリン	PD	Bの作用が増強
		利尿薬	PD	腎障害を増強
		全身麻酔薬	PD	紅斑，アナフィラキシー様反応
	バンコマイシン	腎障害を起こす恐れのある薬剤（フロセミド，白金製剤，デキストラン，シクロスポリン，NSAIDs，アミノグリコシド系薬，アムホテリシンBなど）	PD	腎毒性の増強
	エリスロマイシン	テオフィリン，ドセタキセル，パクリタキセル，セレギリン，ワルファリン，トリアゾラム，タクロリムス，ジゴキシンなど	PK	AのCYP3A4阻害作用により，Bの作用増強
	クラリスロマイシン	テオフィリン，ワルファリン，タクロリムス，ジゴキシン，リファンピシンなど	PK	AのCYP3A4阻害作用，あるいはP糖タンパク質阻害により，Bの作用増強
	ニューキノロン系薬	経口血糖降下薬	PD	血糖の下降，上昇
		制酸薬，鉄製剤	PK	Aの吸収が阻害され，Aの抗菌力が低下
		ワルファリン	PD	Bの作用が増強
		NSAIDs	PD	痙攣誘発
併用禁忌	シプロフロキサシン	ケトプロフェン	PD	痙攣誘発
		チザニジン	PK	血圧低下，眠気
	エリスロマイシン	ピモジド，エルゴタミン製剤	PK	AのCYP3A4阻害作用により，Bの作用増強
	クラリスロマイシン	ピモジド，エルゴタミン製剤，タダラフィル	PK	
	ロキシスロマイシン	エルゴタミン製剤	PK	
	カルバペネム系薬	バルプロ酸ナトリウム	PK	Bの血中濃度低下により，てんかん発作再発
	ボリコナゾール	リファンピシン，リトナビル（および含有製剤），カルバマゼピン，フェノバルビタール，	PK	BのCYP3A4誘導作用により，Aの代謝が亢進しAの作用減弱
		リファブチン，エファビレンツ	PK	BのCYP3A4誘導作用により，Aの代謝が亢進しAの作用減弱 AのCYP3A4阻害作用により，Bの作用増強
		トリアゾラム，ピモジド，麦角アルカロイド	PK	AのCYP3A4阻害作用により，Bの作用増強
	イトラコナゾール	ピモジド，キニジン，ベプリジル，トリアゾラム，シンバスタチン，アゼルニジピン，ニソルジピン，麦角アルカロイド，エプレレノン，ブロナンセリン，シルデナフィル	PK	AのCYP3A4阻害作用により，Bの作用増強

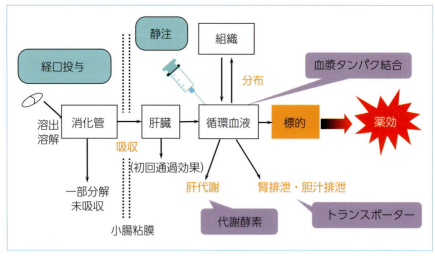

図 I-5　生体内での薬物動態 (Pharmacokinetics)

　ここで，[I] と Ki はそれぞれ代謝酵素近傍の阻害薬の遊離型（タンパク質非結合型）濃度および阻害定数を表す．この式からすると，当然のことながら阻害薬の体内濃度が高いほど，あるいは Ki 値が小さい（阻害力が強い）ほど AUC の上昇率は高くなり，影響が大きく出ることを意味する．逆に言えば，阻害薬の体内濃度がそれほど高くないか，Ki 値が大きい（阻害力が弱い）状態なら，臨床上は問題視する必要はないとの判断も成り立つわけで，併用注意の組み合わせだからと言って，一律に処方変更を念頭におくことは避けるべきであろう．

V　PK 面での薬物相互作用

　薬物相互作用の機序のうち，多くの明確な知見が集積されているのは PK 面のそれである．図 I-5 に薬物の生体内運命を示す．小腸での吸収過程（経口投与製剤同士の場合），全身循環に入った後の肝臓での代謝過程，あるいは腎臓での排泄過程のそれぞれで，併用薬剤間の相互作用が発生し得る．

1．吸収過程における薬物相互作用

1）キレート形成による感染症治療薬の吸収率の低下

　図 I-6 に示すようにセフェム系のセフジニル（以下，CFDN）（セフゾン®）を鉄欠乏性貧血治療薬・硫酸鉄と同時服用した場合や，キノロン系抗菌薬を制酸薬とともに服用すると，各抗菌薬の AUC は著しく低下する[1)2)]．これらは，消化管内で硫酸鉄剤中の鉄イオンや制酸薬中に含まれる Ca や Mg イオンと不溶性のキレートを形成して吸収が損なわれた結果であり，抗菌薬の血中濃度が抗菌作用に必要な水準に到達せず，感染症治療は期待できない．

　こういった消化管内でキレートを形成することによる吸収部位での薬物や飲食物との相互作用を回避する方策を図 I-7 に示す．まず CFDN やキノロン系抗菌薬を服用し，鉄剤や制酸薬の服用をその 2〜3 時間後にずらすことでキレート形成による血中濃度低下の問題はほぼ解決できるとされる[1)2)]．ただ，金属カチオンを含まない消化器用剤に変更することで対応可能であれば，投与間隔をずらしてまで金属カチオン含有の制酸薬をあえて併用する必要はないであろう．

2）消化管内 pH の変動を介した薬物相互作用

　胃内の pH の高低によって製剤の溶解性が変動し，結果として有効成分の吸収率が大きく異なるケースとして，抗真菌薬イトラコナゾール（以下，ITCZ）が挙げられる．このカプセル剤は酸性で溶解

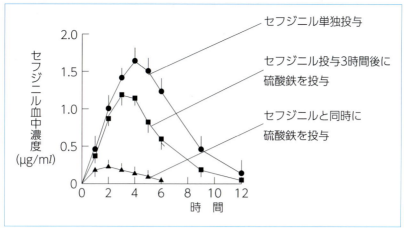

図 I-6 硫酸鉄併用によるセフジニル(セフゾン®)血中濃度の変動
（文献1より引用，一部改変）

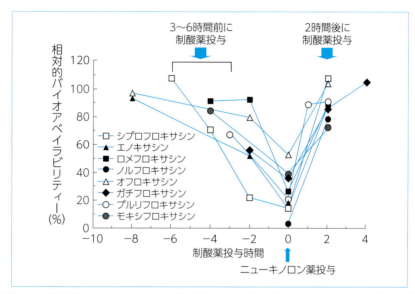

図 I-7 制酸薬とニューキノロン系抗菌薬の相互作用(各ニューキノロン系抗菌薬単独投与時のバイオアベイラビリティーに対する制酸薬併用時の相対的%)
（文献2より引用，一部改変）

性に優れるため，胃酸分泌が盛んな食直後の服用とされているが，胃酸分泌を抑制する H_2 受容体拮抗薬[3]やプロトンポンプ阻害薬[4]との併用時には胃内 pH が上昇し，ITCZ の溶解性は低下して十分吸収されず，結果として抗真菌作用が減弱する恐れがある．ただ，近年開発された ITCZ の内用液剤は胃内 pH の影響を受けにくい[5]ため，胃酸分泌に影響する薬剤との併用時でも一定の薬効を発揮できるとされるほか，食直後よりも空腹時の方が最高血中濃度(C_{max})の上昇と最高血中濃度への到達時間(T_{max})の短縮が認められたことから，空腹時投与が承認されている．

2. 代謝・排泄過程における薬物相互作用

一般に薬物代謝酵素の阻害あるいは誘導による薬物相互作用は頻度が高く，特にチトクロム P450 系(CYP)が関与するケースは代謝過程で生じる相互作用の 90％以上を占め，重要である．ただ，腎排泄型薬物が多数を占める感染症治療薬の領域において，特に耳鼻咽喉科領域で CYP が関与する薬物相互作用が誘発されるのはキノロン系やマクロライド系抗菌薬が処方されるケースなどに限定され，必ずしも多くはない．一方，CYP とは別に，腸管，胆管あるいは腎尿細管の P 糖タンパク質を介した

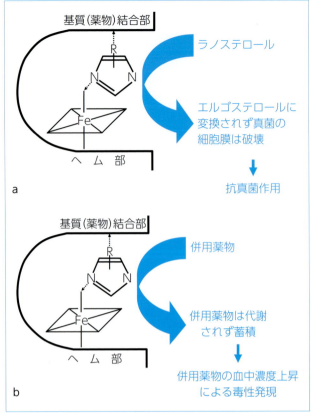

図 I-8 アゾール系抗真菌薬の真菌細胞膜チトクロム P450 活性中心への結合(a)と宿主肝もしくは小腸のチトクロム P450 活性中心への結合(b)の様相

相互作用機序が近年注目され始めている.

以下に小腸,肝および腎での CYP や P 糖タンパク質が介在する薬物相互作用の典型例として,アゾール系抗真菌薬,キノロン系抗菌薬,マクロライド系抗菌薬のケースを述べる.

1）アゾール系抗真菌薬の場合

外耳道・中耳真菌症に代表される耳鼻咽喉科領域での真菌感染症は,*Aspergillus* spp. や *Candida* spp. などが主な原因真菌であり,局所療法でコントロールできない深在性感染症に限り,抗真菌薬の内服治療が実施される.*Aspergillus* spp. に対しては ITCZ が,*Candida* spp. に対してはフルコナゾールが,また副鼻腔真菌症に対してはボリコナゾール(以下,VRCZ)(ブイフェンド™)が経口投与される.

図 I-8-a に示すように,これらアゾール系抗真菌薬の薬理作用は,真菌細胞膜でラノステロールからエルゴステロールへの生合成に関与するチトクロム P450 の一種であるラノステロール脱メチル化酵素を阻害することにより発揮される[7]が,図 I-8-b に示すように,同時に宿主側の小腸や肝臓のチトクロム P450,すなわち特に CYP3A4 に対しても同様な阻害作用を発揮し,併用薬の代謝に影響する.ITCZ あるいは VRCZ と併用時に重篤な有害作用発現に至る可能性のある薬物は,表 I-4 に示すようにかなりの数にのぼる.

ITCZ を 200 mg/日で 4 日間経口投与し,4 日目の服用 1 時間後にベンゾジアゼピン系睡眠導入薬トリアゾラムの 0.25 mg を経口投与した際の,トリアゾラムの血中濃度の変動の様相を図 I-9 に示す.トリアゾラムの $AUC_{0 \to \infty}$ 値は約 27 倍に,C_{max} 値は 3 倍にそれぞれ上昇し,消失半減期は約 7 倍に延長するとともに,トリアゾラムの副作用である健忘症が数時間続いたと報告されている[7].

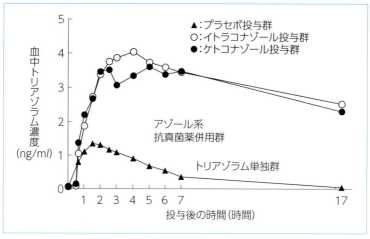

図 I-9　アゾール系抗真菌薬併用によるトリアゾラム血中濃度の上昇
(文献 7 より引用，一部改変)

処方検討：70 歳，男性

診療科：耳鼻咽喉科

処方　1. イトリゾールカプセル(50 mg)　　4 カプセル
1 日 1 回朝食直後に分服　　7 日分

診療科：心療内科

処方　1. ハルシオン錠(0.25 mg)　　1 錠
1 日 1 回寝る前　　14 日分

　上記処方例では，イトリゾールカプセル(ITCZ)とハルシオン錠(トリアゾラム)が併用禁忌であり，疑義照会対象となる．代替案としては，ハルシオン錠と同様な超短時間型睡眠導入剤であるアモバン錠(ゾピクロン)もしくはマイスリー錠(ゾルピデム)の選択であるが，前者はCYP3A4で代謝されるためITCZとは併用注意とされる．これに対し，ゾルピデムは代謝経路がCYP3A4のみではなくCYP2C9やCYP1A2の経路もあることから，ITCZとは併用禁忌にも注意にもなっていない．したがって超短時間型睡眠導入剤の中で選択するならば，マイスリー錠が推奨される．一方，もし短時間型睡眠薬にまで範囲を広げて選択するならば，CYPでは代謝されずグルクロン酸抱合代謝を受けるロラメット錠(ロルメタゼパム)が推奨される．

2) シプロフロキサシン(以下，CPFX)の場合

　肝臓のCYP含量のおよそ10%を占めるCYP1A2で代謝される典型的な薬物として，中枢性筋弛緩薬チザニジン(テルネリン)や気管支拡張薬テオフィリン(ユニフィル，テオドールなど)が挙げられる．CYP1A2の阻害薬であるニューキノロン系抗菌薬シプロフロキサシンは前者に対して併用禁忌，後者に対しては併用注意である．

　健康成人10例を対象として，CPFXを1回500 mg，1日2回，3日間経口投与し，3日目朝のCPFX投与1時間後にチザニジン4 mgを投与した時のチザニジンの体内動態と薬理効果が検討された結果[8]を図 I-10に示す．チザニジンのAUCは平均9.8倍に，C_{max}は平均6.6倍に上昇し，さらに著しい血圧低下と傾眠，精神運動能力の低下などが誘発された．

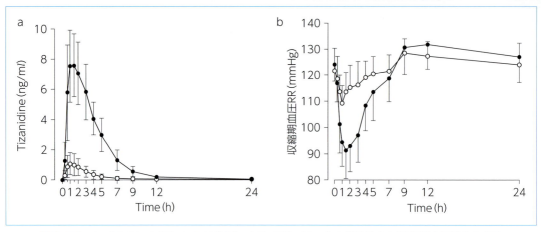

図Ⅰ-10　シプロフロキサシンとの併用によるチザニジン血中濃度(a)と収縮期血圧(b)の変動
○はチザニジン単独投与時，●はチザニジンとシプロフロキサシン併用投与時

(文献8より引用，一部改変)

　上述の薬物相互作用を発現するニューキノロン系抗菌薬は，現在のところCPFXだけであるため，もしチザニジン投与中の症例に用いねばならないのであれば，他のニューキノロン系抗菌薬を選択することになる．

3) マクロライド系抗菌薬の場合

　14員環マクロライド系抗菌薬であるクラリスロマイシン(以下，CAM)やエリスロマイシン(以下，EM)は，薬物代謝酵素CYP3A4や薬物排泄にかかわるP糖タンパク質を阻害することにより，併用薬物の血中濃度を上昇させ，その作用増強を引き起こすことが知られている．

　向精神薬のピモジド(オーラップ)やエルゴタミン含有製剤(ジヒデルゴットなど)はいずれもCYP3A4で代謝されるため，CAMの同酵素阻害作用により血中濃度が上昇し，ピモジドの場合は心室性不整脈やQT延長を，エルゴタミン含有製剤の場合は血管攣縮などの重篤な有害作用を誘発するため，併用禁忌となっている．

　P糖タンパク質は消化管，胆管および腎尿細管に多く発現しており，いずれも薬物の汲み出す方向，すなわち消化管では生体への取り込みの抑制に向け，また胆管や腎尿細管では体外への排泄に向け，それぞれ働いている．CAMがこれらのP糖タンパク質の働きを阻害すると，併用薬物の消化管からの取り込みは促進され，胆管や尿細管では排泄が阻害されるため，併用薬物の血中濃度が高まることになる．CYPでほとんど代謝を受けない腎排泄型薬物として知られるジゴキシンをCAMと併用させた場合，平均3倍程度血中濃度が上昇することが知られている[9]が，そのメカニズムにP糖タンパク質の阻害が介在するものと考えられている．

　このように，CAM(オッズ比14.8)を筆頭に，EMならびにアジスロマイシン(AZM)(いずれもオッズ比3.7)といった14員環や15員環のマクロライド系抗菌薬はジゴキシン中毒のリスクになり得る[10]ため，ジゴキシン服用症例に対してマクロライド系抗菌薬を併用するのであれば，理想的にはリスクの少ない16員環マクロライド系抗菌薬であるジョサマイシン(JM)，スピラマイシン(SPM)およびロキタマイシン(RKM)が推奨される．ただ，例えば少量長期投与の有効性についての知見がはたしてどの程度得られているのかといった点や，各医療機関の在庫状況なども考慮すると，16員環マクロライドへの変更が必ずしも現実的とは言いきれず，ジゴキシンの血中濃度モニタリング(therapeutic drug monitoring；TDM)を念入りに実施して用量調節を行うことを念頭におくべきであろう．

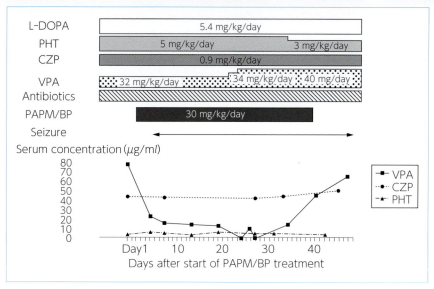

図Ⅰ-11 パニペネムベタミプロン追加投与によるバルプロ酸血中濃度の低下とてんかん発作発現

(文献11より引用)

4) カルバペネム系抗菌薬の場合

図Ⅰ-11に示すように,パニペネム/ベタミプロン(PAPM/BP)の併用により,抗てんかん薬バルプロ酸の血中濃度が顕著に低下し,てんかん発作が再発した事例[11]が知られている.この他,メロペネム(MEPM)でも同様の現象[12]が見出されているが,相互作用の機序は未だ解明されていない.現在,カルバペネム系抗菌薬はすべてバルプロ酸ナトリウムと併用禁忌,ペネム系のファロペネム(以下,FRPM)とバルプロ酸ナトリウムは併用注意となっている.

臨床的には,カルバペネム系抗菌薬と併用時の血中濃度低下を予測してバルプロ酸ナトリウムを予め増量投与して対処できる性質のものではなく,バルプロ酸のTDMを通しての用量調節を試みても濃度を上昇させることが困難で,基本的には併用を避けることが最善策と言える.また,FRPMの場合は臨床報告がないため未だに明確ではないが,化学構造の類似性からするとTDMを通した慎重なケアが必要と判断される.

Ⅵ PD面での薬物相互作用

前項までに述べてきたPK面での薬物相互作用が文字通り薬物動態(血中濃度推移)の変動を伴うものであったのに対し,PD面での薬物相互作用は血中濃度変動を伴わない薬力学面の変動である.表Ⅰ-4に示すように,感染症領域におけるPD面の相互作用のうち,併用禁忌に分類されるのはCPFXとケトプロフェンの組み合わせのみであり,それ以外のPD面の相互作用はすべて併用注意に分類される.この点は,PK面の相互作用が併用禁忌に分類されるほうが併用注意よりも多いことと対照的である.すなわち,PK面の相互作用の場合は,例えばAUCが何倍に上昇したなどの具体的な数値として重篤度をイメージしやすいのに対し,PD面のそれは相互作用の強さや危険度を定量的にイメージしにくいことが根底にあるのかもしれない.

しかし,PD面の併用注意に相当する薬物の組み合わせは決して稀なものではなく,表Ⅰ-4中のPD

面の相互作用の中で最も多い腎機能障害が誘発される，もしくは増悪する組み合わせの処方頻度はかなり高く，日常的な注意を欠かせない．

（森田邦彦，松元加奈）

参考文献

1) 辻 彰：消化管吸収過程における薬物相互作用．薬事，42(4)：287-293，2000．
2) Miyata K, et al：Antacid interaction with new quinolones：dose regimen recommendations based on pharmacokinetic modeling of clinical data for ciprofloxacin, gatifloxacin and norfloxacin and metal cations. Int J Clin Pharmacol Ther, 45(1)：63-70, 2007.
3) Kanda Y, et al：Plasma concentration of itraconazole in patients receiving chemotherapy for hematological malignancies：the effect of famotidine on the absorption of itraconazole. Hematol Oncol, 16(1)：33-37, 1998.
4) Jaruratanasirikul S, et al：Effect of omeprazole on the pharmacokinetics of itraconazole. Eur J Clin Pharmacol, 54(2)：159-161, 1998.
5) Johnson MD, et al：A randomized comparative study to determine the effect of omeprazole on the peak serum concentration of itraconazole oral solution. J Antimicrob Chemother, 51(2)：453-457, 2003.
6) Trösken ER, et al：Comparison of lanosterol-14α-demethylase(CYP51) of human and Candida albicans for inhibition by different antifungal azoles. Toxicology, 228(1)：24-32, 2006.
7) Varhe A, et al：Oral triazolam is potentially hazardous to patients receiving systemic antimycotics ketoconazole or itraconazole. Clin Pharmacol Ther, 56(6 pt 1)：601-607, 1994.
8) Granfors MT, et al：Ciprofloxacin greatly increases concentrations and hypotensive effect of tizanidine by inhibiting its cytochrome P450 1A2-mediated presystemic metabolism. Clin Pharmacol Ther, 76(6)：598-606, 2004.
9) Hirata S, et al：Interaction between clarithromycin and digoxin in patients with end stage renal disease. Int J Clin Pharmacol Ther, 43(1)：30-36, 2005.
10) Gomes T, et al：Macrolide-induced digoxin toxicity：a population-based study. Clin Pharmacol Ther, 86(4)：383-386, 2009.
11) Yamagata T, et al：Panipenem-betamipron and decreases in serum valproic acid concentration. Ther Drug Monit, 20(4)：396-400, 1998.
12) Clause D, et al：Pharmacokinetic interaction between valproic acid and meropenem. Intensive Care Med, 31(9)：1293-1294, 2005.
13) Holtbecker N, et al：The nifedipine-rifampin interaction. Evidence for induction of gut wall metabolism. Drug Metab Dispos, 24(10)：1121-1123, 1996.

I これだけは"知りたい"抗菌薬の使い方

3 乳幼児・小児への使い方

I はじめに

　小児科診療の現場において日々経験することであるが，小児における呼吸器感染症は成人と大きく異なっていることがいくらか見受けられる．例えば，成長する小児においては，年齢によって原因となる微生物が異なることである．小児は成人ほど過去に感染機会が多くなく，感冒などのウイルス感染によく罹患する．また，年齢によって薬物動態や体格が異なるため，抗菌薬の使用量が異なる．その他，症状の進行が速い，症状の訴えが不明瞭である，内服薬においては服用性を考慮に入れる必要があるなど，診察や治療に注意を要する．したがって，小児の呼吸器感染症の診療においては，成人のデータは必ずしも参考にならないばかりでなく，豊富な経験と注意深い観察力が要求される．一般に原因菌データなどのエビデンスが乏しいため，広域スペクトルの抗菌薬の選択や抗菌薬の過剰投与になりがちであるが，近年の小児科領域での耐性菌の増加を考慮すると，改めて抗菌薬の適正使用に留意して診療にあたる必要がある．そのためには，年齢を考慮に入れた質の高い原因菌情報や薬剤感受性情報が必要であり，また薬剤の臨床比較試験も今後さらに必要と思われる．本稿では，乳幼児や小児に抗菌薬を使用する上で注意すべき点について，小児の特殊性という視点で概説する．

II 年齢によって原因微生物が異なることを理解しよう

　成人に比べて乳幼児や小児は，ウイルス性感染症に罹患する可能性が非常に高い．保育園に通い出すと半年ぐらいは保育園でよく風邪をもらってきて，ずっと鼻を垂らしており，保護者から「この子は，免疫が弱いのでは？」といった訴えを耳にすることが多い．これは，母親から臍帯を通して受け継いだ液性免疫が生後6か月ぐらいで低下するので，保育園に通う頃には特異的な液性免疫が乏しいため当然予想される結果である．小児も学童になると成人とほぼ同じ免疫力を獲得する．風邪などで発熱することが多い乳幼児に安易に抗菌薬を処方すると，しばしば効果のない不必要な抗菌薬を使用することになる．このように免疫の成長とともに，子どもがかかりやすい感染症が変化する．目の前の子どもがかかっている感染症は，ウイルス感染症だけなのか，細菌感染症を合併しているのかを常に考慮しながら抗菌薬を使用することが重要である．

III ワクチンで予防できる疾患はワクチンで予防しよう

　免疫が成長過程にある小児では，ワクチンで予防できる疾患はワクチンで予防するのが基本である．Hib，結合型肺炎球菌ワクチンなど定期接種のワクチンは当然であるが，ロタウイルスワクチン，ムンプスワクチン，インフルエンザウイルスワクチンなど任意接種のワクチンも接種して，子どもが

感染症に罹患する機会を減らすことが重要である．

Ⅳ 適切な病型診断とその原因微生物を把握しよう

　最も重要な基本事項であるが，小児感染症に対して抗菌薬治療を考慮する場合，細菌の関与を強く疑う適切な病型診断と，その病型の原因となる細菌の推定が最も重要である．必要に応じて迅速診断を活用することも重要である．迅速診断法には，*Streptococcus pyogenes*，アデノウイルス，インフルエンザウイルス，肺炎マイコプラズマ，RS ウイルス，メタニューモウイルスなど数多く保険収載されている．例えば，*S. pyogenes* の場合はペニシリン系抗菌薬，インフルエンザウイルスの場合には抗インフルエンザ薬などと，特異的な治療が可能になる．

Ⅴ ウイルス感染症と細菌感染症を大まかに鑑別しよう

　迅速検査キットで診断がつかない場合には，WBC と CRP などの簡便な検査を行い，ウイルス感染症と細菌感染症を大まかに鑑別することで，抗菌薬の適正使用が可能である．細菌感染症とウイルス感染症を鑑別するために，CBC，CRP などの簡易検査を活用して鑑別診断に努めることが重要である．すなわち，細菌感染症の場合には WBC（なかでも好中球）の上昇と CRP の上昇を認める．ウイルス感染の場合には，WBC（なかでも好中球）と CRP が健康時に比較して上昇する場合があるが，WBC は 13,000/μl，好中球は 7,000/μl，CRP は 3 mg/dl をカットオフ値として，これらの値以下であることが多いので，細菌感染症とウイルス感染症を鑑別可能である[1]．また，WBC と CRP の 2 項目を測定することで，細菌感染症の場合における感染時期を推測することも可能である．WBC が高く CRP が低い場合は感染の初期，WBC が低く CRP が高い場合は感染の後期であることが推定できると報告されている．このことは，CRP が感染後産生されるまでに 12 時間かかるが，白血球の場合には脾臓など網内系に蓄えられており，血中に数時間で動員されるからである．

Ⅵ 体重や年齢によって，投与量が異なることを理解しよう

　発達とともに薬物の体内動態は変化する．薬剤の半減期は成長とともに短縮し，学童で成人と同様になる．特に新生児期は腎機能や肝機能が日々変化するため，出生体重ばかりでなく日齢を考慮して投与量，投与回数を決定する．抗菌薬は，薬物の体内動態や有効性，安全性の情報が多く，用法と用量の明らかな薬剤を選択するのが原則である．新生児以降は比較的薬物の体内動態も安定するため，患児の体重に体重あたりの投与量を乗じて成人用量を超えない範囲で投与量を決定する．

Ⅶ 所定の投与期間を守ろう

　過去の比較試験の研究から，それぞれの感染病型には，必要な投与期間が大まかに決まっている．この期間も踏まえて治療すると，投与期間が短いために不十分な治療によって起こる再発や，投与期間が長いことで予想される不必要な抗菌薬の投与に伴う耐性菌の増加を防ぐことができる．しかしながら，患者は熱が下がるなど症状が軽減すると服用を止めてしまう場合が多く，医師の期待通りにはなっていないことが多いので注意が必要である．ガイドラインなどを参考にそれぞれの病型に必要な

表Ⅰ-5 小児に使用制限のある薬剤

抗菌薬	副作用	使用制限
クロラムフェニコール	Gray 症候群	新生児に禁忌
サルファ薬	核黄疸	新生児に禁忌
テトラサイクリン系薬	歯牙の着色とエナメル質形成不全，骨への沈着，一過性骨形成不全	8歳未満の小児 他の薬剤が使用できないか無効の場合にのみ投与
ニューキノロン系薬（ノルフロキサシン，トスフロキサシン以外）	幼弱実験動物で関節障害	小児には禁忌

投与期間を確認しよう．

Ⅷ 小児使用制限のある薬剤があることを理解しておこう

　小児独特で使用制限のある抗菌薬がある（表Ⅰ-5）．特に小児科が専門でない臨床家は，注意が必要である．新生児には，サルファ薬は遊離ビリルビンを増加させるため核黄疸の発症の危険性を考慮して，またクロラムフェニコール（CP）は Gray 症候群（腹部膨満に始まる嘔吐，下痢，皮膚蒼白，虚脱，呼吸停止などが現れる）を危惧して使用できない．テトラサイクリン系抗菌薬は，歯芽形成期にある8歳未満の児には歯芽着色，エナメル形成不全を起こすことがあるので使用には十分注意する．また，ニューキノロン系抗菌薬は，ノルフロキサシン（NFLX），トスフロキサシン（TFLX）以外は関節障害を危惧して小児には使用できない．ニューキノロン系抗菌薬は，*Streptococcus pneumoniae* に対する抗菌力も良好であり，また *Pseudomonas aeruginosa* に対しても効果があるため内服薬として非常に重要な薬剤である．今後さらに小児でも使用できるニューキノロン系抗菌薬が開発されることが望まれる．

Ⅸ 抗菌薬のミキシングを心掛けよう

　同じ薬剤ばかりを使用すると耐性菌を誘導しやすい．特に抗菌薬の使用制限が多い小児科域では，使用できる抗菌薬が限られているため注意が必要である．抗菌薬の選択をする場合，前回使用された抗菌薬と異なった作用機序の抗菌薬の使用（いわゆるミキシング）を意識することが重要である．例えば，ペニシリン系，セフェム系のような同じ系統の抗菌薬ばかり使用すると耐性菌ができやすくなるので，マクロライド系，キノロン系，テトラサイクリン系のような異なる系統の抗菌薬も適度に使用したほうが耐性菌の発生率は減少する．また，肺炎マイコプラズマ感染症を治療する場合，無効の場合には他のマクロライド系に変更するのではなくニューキノロン系の TFLX 小児用製剤やテトラサイクリン系抗菌薬に変更することが望ましい．

Ⅹ 服用性も考慮して抗菌薬を選択しよう

　成人とは異なり小児，特に乳幼児では，体重に応じて量が細かく投与できるように粉剤（顆粒，ドライシロップ，細粒）の剤形が用意されている．一般的に味やにおいを良くするために甘味料によってコーティングが施されている．成人ではほとんど問題にならないが，小児では非常に問題となるテーマとして，経口抗菌薬の服用性の問題がある．小児，特に幼児では薬剤の味やにおい，1回の服用性，粒子の大きさなどによって，薬剤間で服用性に大きな差がみられる．せっかく薬効上適切な抗菌薬を

表 I-6 小児用経口抗菌薬の服用性における諸要素の比較

		良い	普通	悪い
味，におい	ペニシリン系		AMPC, SBTPC, CVA/AMPC	BAPC
	セフェム系	CEX, CCL, CXD, CFIX, CFDN	CFTM, CPDX, CDTR, FMOX	
	その他	TBPM, TFLX	EM, AZM, CAM	
服用回数	ペニシリン系	CVA/AMPC	SBTPC, AMPC	
	セフェム系	CFIX, CPDX	CCL, CXD, CFTM, CFDN, CDTR, CFPN	
	その他	CAM, AZM, TBPM, TFLX	MOM, EM	
1回の服用量	ペニシリン系	BAPC	AMPC, SBTPC	ABPC, CVA/AMPC
	セフェム系	CFDN, CDTR, CFPN	CEX, CXD, CFIX, CFTM, CPDX	CCL
	その他	TBPM, TFLX	CAM, MOM	JM, EM, AZM
副作用	ペニシリン系	BAPC	AMPC, ABPC	SBTPC, CVA/AMPC
	セフェム系	CFIX, CPDX	CCL, CFTM, CFPN	CFDN, CDTR
	その他	EM, AZM	CAM, TFLX, TBPM	

BAPC：バカンピシリン，CEX：セファレキシン，CCL：セファクロル，CXD：セフロキサジン，CFIX：セフィキシム，CFTM：セフテラム，CPDX：セフポドキシム，CDTR：セフジトレン，EM：エリスロマイシン，AZM：アジスロマイシン，CFPN：セフカペン，MOM：ミオカマイシン，ABPC：アンピシリン，JM：ジョサマイシン，TBPM：テビペネム，TFLX：トスフロキサシン，CFDN：セフジニル，CAM：クラリスロマイシン，SBTPC：スルタミシリン，FMOX：フロモキセフ，CVA/AMPC：クラブラン酸・アモキシシリン

選択したとしても，子どもが服薬してくれないようでは当然効果は期待できない．日常診療では，せっかく処方したのに子どもが嫌がるということで薬が無駄になったり，入院を余儀なくされるケースもしばしば経験する．小児用経口抗菌薬の服用性諸要素の比較を表 I-6 に示す．一般に味やにおいが良く，1回の服用量が少なく，また1日の投与回数が少ない薬剤が好まれる．これらが経口抗菌薬のコンプライアンスを上げる重要な要素となるので効果が同等であれば，これらの服用性に影響する要素を考慮して薬剤を選択すればよいが，薬効や安全性などにより選択順位が優位の薬剤を投与する時には，服用性を上げるために服薬補助食品などを含めて総合的にきめ細やかな服薬指導が必要である．

XI ガイドラインを参考に治療しよう

年々変化する耐性菌動向，新しい抗菌薬，薬物動態(PK)/薬力学(PD)，ミキシング，服用性，コンプライアンスなどを常に把握することは，感染症を専門にしている小児科医でもなかなか困難である．これらの情報に精通した感染症専門家が集まり，エビデンスを整理して作成し，頻回に改訂されているガイドラインを参考に治療することは，非常に理にかなっている．川崎医科大学附属病院では，小児呼吸器感染症診療ガイドライン導入前には肺炎に対して初期抗菌薬を変更することが10％程度あったが，小児呼吸器感染症診療ガイドライン導入後は初期抗菌薬を変更することはほとんどなくなった．このようにガイドラインを参考に治療すると，治療不成功が少なくなる．したがって，感染症が専門でない先生方においても日常診療で是非ガイドラインを参考にして診療をして頂きたい．

下記に小児呼吸器感染症診療ガイドライン2011[2])に基づいた上気道炎の診断と治療概要を示す．

上気道炎の90％以上はウイルス性であるが，一部は group A streptococcus(GAS)など細菌性である．近年呼吸器感染症原因菌の耐性化は深刻であるため，小児の上気道炎への適正な抗菌薬投与が望

まれる．

1. A群レンサ球菌(GAS)性咽頭炎・扁桃炎の診断

発熱，咽頭痛などがあり，著明な咽頭発赤，軟口蓋の発赤や溢血斑，苺舌，頸部リンパ節の腫脹などを伴えば疑い，咽頭ぬぐい液の培養やA群レンサ球菌迅速診断キットを用いて診断する．

2. 初期治療

GASのペニシリン耐性菌は世界で1例も報告がないので，ペニシリン系薬を選択する．経口セフェム系薬の5日間投与はペニシリン系薬と同等の効果が期待できる．ペニシリンアレルギーの場合はマクロライド薬を選択する．

3. 効果判定，治療期間

治療開始後2〜3日目に発熱など効果判定を行う．GAS感染症であれば，48時間以内に必ず解熱し臨床的改善がある．無効時には，アデノウイルスやEBウイルス感染症など他疾患を考える．投与期間はペニシリン系薬10日間，セフェム系薬5日間である．除菌失敗例には，広域ペニシリンとβ-ラクタマーゼ阻害薬の合剤かクリンダマイシン(以下，CLDM)を選択する．

<処方例>

1) 初期治療

①AMPC 20〜40 mg/kg/日，分3，経口(10日間)

②CFTM-PI，CFPN-PI，CDTR-PI 9 mg/kg/日，分3，経口(5日間)

2) 除菌失敗例

①CVA/AMPC 96.4 mg/kg/日，分2，経口(10日間)

②CFTM-PI，CFPN-PI，CDTR-PI 9 mg/kg/日，分3，経口(10日間)

③CLDM 20 mg/kg/日，分3，経口(10日間)

3) ペニシリンアレルギーの場合

①EM 40 mg/kg/日，分2〜4，経口(10日間)

②CAM 10〜15 mg/kg/日，分2〜3，経口(10日間)

③AZM 10 mg/kg/日，分1，経口(3日間)

XII おわりに

抗菌薬を大事に最大限活用するために，有効かつ耐性菌を増やさない抗菌薬療法すなわち抗菌薬の適正使用を心掛けたい．そのためには，細菌感染症とウイルス感染症を大まかに鑑別することが重要である．また，適切な病型診断と原因微生物の推定をし，さらに必要に応じて迅速診断法を活用し，不必要な抗菌薬の使用を最小限に留めたい．新規抗菌薬の開発が少なくなっており，今ある抗菌薬を大事に使用しなければならない現状を踏まえ，ガイドラインに基づいた治療を行うことが重要である．

(尾内一信)

参考文献

1) Okada T, et al：A practical approach estimating etiologic agents using real-time PCR in pediatric inpatients with community-acquired pneumonia. J Infect Chemother, 18(6)：832-840, 2012.

2) 小児呼吸器感染症診療ガイドライン作成委員会：上気道炎．尾内一信ほか(監)：15-22, 小児呼吸器感染症診療ガイドライン 2011. 協和企画，2011.

I これだけは"知りたい"抗菌薬の使い方

4 高齢者への使い方

　高齢者では，薬物の代謝や排泄機能が低下したり，複数の合併症を持ち多剤併用によって，薬物有害反応が出やすい．

　耳鼻咽喉科領域の感染症治療に用いる抗菌薬について，高齢者の薬物療法に配慮する際に注意すべきポイントを示す．

I 加齢による変化の全体像

　老化により身体機能は低下することが知られている．例えば，薬物の腎クリアランスに影響する腎糸球体濾過率は直線的に低下していき，薬物動態（pharmacokinetics；PK）に配慮を要することになる．

　老化に伴う口腔内の乾燥が問題視されている．我々の研究では，保険薬局に処方せんを持参した高齢者の約40％が口腔乾燥を自覚しており，口腔乾燥自覚者に該当した高齢者に対し，適切に対応し情報提供することは，高齢者のQOLの向上，さらに健康寿命を延伸し得ることの有用性を指摘している．唾液の分泌量の低下は服薬時に口腔に薬物が張り付いたり，残留してしまうことがあるので注意を要する[1]．

　下痢，食思不振などの消化器系副作用も多い．特に，高齢者は脱水に陥りやすいので，注意を要する．高齢者においても細胞外液は維持されているが，細胞内液は水分量を多く含む筋肉の減少や水分が貯蔵されにくい脂肪の増加などにより減少しやすい．体内の水分が失われて細胞外液が減少する際には，細胞内液から細胞外液に移行してバランスを保つが，高齢者のように細胞内液が不足しているとバランスが崩れて脱水を起こしやすくなる．

　高齢者における抗菌薬の副作用の種類は，若年成人と大差はないが，高齢者の中には難聴や脳血管障害などに加えて認知機能の低下などにより，患者自身の状態や症状を訴えることが乏しいなど，気づかれにくく，重篤化しやすい．高齢者からの聴き取りや状態の観察などから，副作用の早期発見が肝要である．

　高齢者感染症の特徴として，宿主条件の特徴がある．高齢者では各臓器の細胞数が減少し，いろいろな臓器障害も有することから，各種感染症に罹患しやすくなっている．また，高齢者感染症の起炎菌の特徴としては，常在菌が原因となる内因性感染症や嫌気性菌も感染に関与する．また，methicillin-resistant *Staphylococcus aureus*（MRSA）や*Pseudomonas aeruginosa*などの多剤耐性菌にも注意を要する[2]．

表Ⅰ-7 高齢者の生理機能の変化が薬物体内動態に及ぼす影響

薬物動態	加齢に伴う生理機能変化	薬物動態への影響
吸収	胃酸分泌低下⇒胃内pHの上昇	臨床的に意味のある影響は少ない
	消化管血流量の低下	
	有効吸収面積の低下	
	胃内容物排泄速度(GER)の低下	
分布	体脂肪の増加	脂溶性薬物の分布容積の増加と排泄遅延
	体内水分量の低下	
	血中アルブミン濃度の減少	臨床的に意味のある影響は少ない
	血中α1酸性糖蛋白質濃度の増加	
代謝	肝重量の低下	代謝の低下
	肝血流量の低下	
	代謝酵素活性の低下	
排泄	糸球体濾過速度の低下	腎排泄型薬物の消失遅延
	腎血流量の低下	
	尿細管分泌能の低下	

(文献3より引用改変)

Ⅱ 高齢者における安全な抗菌薬の使い方で注意すること

1. 薬物動態の加齢変化

　高齢者の薬物血中濃度は若年成人よりも高くなり，薬が効き過ぎることが多い．その主な原因は，高齢者と若年成人とでは薬物動態が異なることによる．薬物体内動態は，吸収，分布，代謝，排泄の過程からなる．いろいろな疾病による臓器障害を背景として薬物体内動態は大きく変動するが，高齢者の場合には疾病を有していなくても薬物体内動態が若年成人と異なることがある．高齢者では，吸収の低下，分布の変化，代謝の低下，排泄の遅延などの薬物体内動態のすべてにわたって若年成人と異なる．薬物体内動態の変化は個人差が大きく，薬物体内動態があまり変化しない高齢者もいる．また，高齢者では多剤併用による薬物相互作用が薬物体内動態に及ぼす影響についても注意を要する．
　高齢者の生理機能の変化が薬物体内動態に及ぼす影響を示す(表Ⅰ-7)[3]．
　多くの抗菌薬は肝臓での代謝あるいは腎臓からの排泄がなされる．高齢者は肝機能や腎機能が低下傾向にある．クレアチニンクリアランスは加齢により低下する．腎機能の低下は，腎排泄型薬物の血中濃度を上昇させて副作用を生じることとなる．腎臓は老化の影響を最も受けやすい臓器の1つと言われる．
　さらに，寝たきりや糖尿病などの合併により腎機能が低下する．腎機能の低下により，ペニシリン系やセフェム系，カルバペネム系，アミノグリコシド系の抗菌薬は排泄が遅延するため，高齢者のクレアチニンクリアランスを考慮した抗菌薬の減量を要する．Therapeutic drug monitoring(TDM)対象の抗菌薬では，血中濃度測定に基づいた適切な投与量および投与間隔の投与設計が望まれる．ただし，高齢者というだけで，漫然と抗菌薬を減量することは耐性菌を招く恐れがあるので，PK/PD(薬力学；pharmacodynamics)理論を考慮した判断が大切である．患者に抗菌薬を安全に使用するだけでなく，抗菌薬の耐性化防止にも配慮すべきである．
　吸収の低下は加齢による胃内容物排泄速度の遅延によることがある．また，加齢により低蛋白血症を起こしやすいために，蛋白結合率の高い抗菌薬では遊離型薬剤の増加により，思わぬ副作用や中毒

の危険性を生じる恐れがある．それぞれの抗菌薬の特性を把握しておく必要がある．

　栄養摂取の不良から低栄養状態となり，薬物と結合している蛋白質のアルブミンが低下することで，薬効を発揮する遊離型薬物濃度が上昇して副作用を増大させる．若年成人と同じ薬用量のまま使用すると過量投与となる．

2. ポリファーマシー（多剤服用）

　高齢患者は複数の疾患を治療していることが多く，原因療法を行うことができずに対症療法を行うことなどから，使用される薬の種類や量は必然的に多くなる．また，生理機能の低下により若年成人では起こりにくい副作用を容易に誘発する危険性があるため患者状態に注意を払い，副作用の早期発見が必要である．

　高齢者の副作用発生頻度は，年齢と併用した薬剤数と相関するという報告もある[4]．

　また，副作用を高齢者に多い疾患の症状と誤認し，不要な薬物が追加処方されかねないことにも注意を要する．

3. 高齢者向けの服薬管理

　いかに優れた処方がなされても，きちんと服薬されなければ治療効果は得られないばかりか，有害作用の危険性も増すことになる．高齢者は老化により生体機能が低下するため，成人と特徴が異なる．高齢者の視力低下，聴力障害，認知機能の低下などにより，服薬管理能力の低下による服薬アドヒアランスの低下に対する対応が必要となる．

　まず，高齢者の服薬管理能力を把握することが大切である．服薬管理能力に問題がある高齢者では服薬数を少なくしたり，服用法を簡便にするなど，処方も工夫を要する．また，多職種が連携して服薬情報を管理することは有用である．

　高齢者の服薬支援のポイントとしては，服薬指導および支援ツールがある．

　服薬指導を高齢者で行う注意点としては，大きな文字や色で識別したパンフレットなどを活用して患者の理解を高める工夫がある．副作用のモニターも大切なポイントとなる．生理機能が低下することにより若年成人では起こりにくい副作用でも，高齢者では容易に生じることがあるので，副作用を早期に発見できるようモニターしたい．大きな声で繰り返しゆっくりと説明することも大切であるが，口頭での説明に加えてお薬手帳を十分に活用することも有用である．

　高齢者の服用性や服用方法にも配慮したい．剤形の選択や薬剤の大きさも服薬管理に重要となる．

　支援ツールとしては，誤嚥防止のためにとろみ剤や服薬補助ゼリーなどを活用することもできる．加齢による嚥下機能の低下や寝たきりの場合により，薬物の誤嚥を招くこともある．水は流動性が高く誤嚥の危険性があるので，薬の服用時にはとろみ剤などの服薬補助剤を利用することも有用である．ベッドに角度をつけて重力を利用して薬物を送り込むなどの工夫も一案である．

　また，錠剤を手で軽く押し出すことができる補助具や点眼薬・坐薬などを1人で使用するための補助具も工夫されている．

　嚥下障害や経管投与のために，簡易懸濁法などを導入することもできる．

4. 高齢者に対する適切な医療提供の指針

　期待される効果よりも有害作用のリスクが高い薬物では，高齢者に使用を控えるか，慎重に投与する必要がある．

　厚生労働科学研究費補助金による高齢者に対する適切な医療提供に関する研究では，高齢者に対する適切な医療提供の指針を示している[5]．

表Ⅰ-8 高齢者に対して特に慎重な投与を要する薬物のリスト①

ストップ：中止を考慮するべき薬物もしくは使用法のリスト

分類	薬物（クラスまたは一般名）	代表的な一般名（商品名）全て該当の場合は無記載	対象となる患者群	主な副作用・理由	推奨される使用法	エビデンスの質と推奨度
抗精神病薬	抗精神病薬全般		認知症	脳血管障害と死亡率の上昇	可能な限り使用を控える．非薬物療法や抑肝散の投与を実施し，改善しない場合，できるだけ少量の非定型抗精神病薬を短期間使用する．代替薬：抑肝散	エビデンスの質：中 推奨度：強
			てんかん発作	発作の閾値低下のリスク	発作が頻発する例では使用しない．代替薬：抑肝散，抗痙攣薬（バルプロ酸など）	エビデンスの質：中 推奨度：強
			失神	低血圧，徐脈	可能な限り使用を控える．代替薬：抑肝散	エビデンスの質：中 推奨度：弱
	抗精神病薬（クエチアピンを除く）	クエチアピン（セロクエル）以外	パーキンソン病	ドパミン受容体遮断作用によりパーキンソン症状を出現・悪化しやすい	可能な限り使用を控える．ブチロフェノン系（セレネースなど）は禁忌	エビデンスの質：中 推奨度：強
	定型抗精神病薬	ハロペリドール（セレネース），クロルプロマジン（ウインタミン，コントミン），レボメプロマジン（レボトミン，ヒルナミン），など	認知症	錐体外路症状 過鎮静 認知機能低下 口渇，便秘 誤嚥性肺炎	可能な限り使用を控える．代替薬：抑肝散，非定型抗精神病薬	エビデンスの質：高 推奨度：強
	非定型抗精神病薬	リスペリドン（リスパダール），オランザピン（ジプレキサ），アリピプラゾール（エビリファイ），クエチアピン（セロクエル）	糖尿病	血糖値上昇のリスク	糖尿病患者に対してオランザピン，クエチアピンは禁忌．抑肝散，リスペリドン，アリピプラゾール，ペロスピロンに変更	エビデンスの質：低 推奨度：強

（文献7より抜粋）

　この指針は医療従事者が高齢患者に対して過少でも過剰でもない適切な医療提供を行えるよう支援することを目的として作成されたものである．

　ビアーズ基準（Beers Criteria）は，高齢者における潜在的に不適切な医薬品の使用を認識するために，マーク・ビアーズによって提唱された基準とそれに合致した薬の一覧である．この日本版ビアーズ基準の解説書は2014年に出版されている[6]．

　2005年に日本老年医学会が公開した「高齢者に対して特に慎重な投与を要する薬物のリスト」は，高齢者で増加する薬物有害作用（広義の副作用，アレルギーなど確率的有害作用の他に，過量や効き過ぎに由来する有害作用を含む）を回避する方策の1つとしてこのリストが作成された．リストの薬物は，高齢者で，重篤な有害作用が出やすい，あるいは有害作用の頻度が高いことを主な選定理由とし，安全性に比べて有効性に劣る，もしくはより安全な代替薬があると判断された薬物である．

　日本老年医学会は2015年4月には，10年ぶりにガイドラインを改定している．

表Ⅰ-8 高齢者に対して特に慎重な投与を要する薬物のリスト②
スタート：強く推奨される薬物もしくは使用法のリスト

分類	薬物（クラスまたは一般名）	代表的な一般名（商品名）全て該当の場合は無記載	推奨される使用法（対象となる病態・疾患名）	注意事項	エビデンスの質と推奨度
抗パーキンソン病薬	L-ドパ（DCI配合剤）	レボドパ・カルビドパ配合剤（ネオドパストン，メネシット），レボドパ・ベンセラジド配合剤（マドパー，イーシー・ドパール，ネオドパゾール）	1日量150 mgから開始し，悪心・嘔吐などを観察しながら増量し至適用量にする	運動合併症（ウェアリングオフ，ジスキネジア，on-off）の発生が用量依存的に誘発されるために注意する．急な中断により，悪性症候群が誘発されることがあり注意する．閉塞隅角緑内障では禁忌	エビデンスの質：中 推奨度：強
インフルエンザワクチン	インフルエンザワクチン		高齢者での接種が奨められる．特に，呼吸・循環系の基礎疾患を有する者に勧められる	本剤成分によるアナフィラキシー既往歴を有する患者では禁忌	エビデンスの質：高 推奨度：強
肺炎球菌ワクチン	肺炎球菌ワクチン	ニューモバックスNP，プレベナー13	高齢者での接種が奨められる．特に，呼吸・循環系の基礎疾患を有する者に勧められる	副作用として局所の発赤，腫脹など．再接種時に反応が強くでる可能性があり注意する．	エビデンスの質：高 推奨度：強
ACE阻害薬	ACE阻害薬		心不全 誤嚥性肺炎ハイリスクの高血圧（脳血管障害と肺炎の既往を有する高血圧）	高カリウム血症（ARBとは併用しない．アリスキレン，K保持性利尿薬との併用に注意）空咳	エビデンスの質：高 推奨度：強
アンジオテンシン受容体拮抗薬（ARB）	ARB	カンデサルタン（ブロプレス）	心不全に対してACE阻害薬に忍容性のない場合に使用．低用量より漸増	高K血症（ACE阻害薬とは併用しない．アリスキレン，K保持性利尿薬との併用に注意）心不全に保険適応のないジェネリックもあるため適応症に注意	エビデンスの質：高 推奨度：強

（文献7より抜粋）

　新しいガイドラインの特徴として，中止を考慮すべき薬物もしくは使用法のリストである「ストップ」と，強く推奨される薬物もしくは使用法のリストである「スタート」の2つの薬物リストの作成が挙げられている（表Ⅰ-8)[7]．

　「ストップ」の目的は，薬物の有害反応を回避することであり，服薬数の減少によるアドヒアランスの向上や医療費の抑制である．

　「スタート」の目的は，高齢者に対する過小医療を回避することにあり，高齢者でも適切に使用を考慮すべき薬物のリストである．使われるべき薬物が，加齢ということだけで処方されない事態は回避すべきであり，最終的にはリスクとベネフィットのバランスを考えた処方がなされることが腕の見せ所である．

　耳鼻咽喉科領域の感染症治療に用いる抗菌薬についてはリストに示されていないが，高齢者の薬物療法に配慮する際に注意すべきポイントを次に示す．

表 I-9 急性中耳炎の重症度分類

リスク			
易感染リスクファクター：70 歳以上，糖尿病，肝硬変，腎不全，COPD や喘息などの慢性肺疾患，低栄養，ステロイド・免疫抑制薬の使用，感染の反復 耐性菌リスクファクター：抗菌薬の過去 1 か月以内の使用例，3 日間の初期治療が無効な例，集団保育児と同居			0 点(なし) 2 点(あり)
臨床症状			
耳痛	0 点(なし)	1 点(痛みあり)	2 点(持続性高度)
鼓膜所見			
鼓膜発赤	0 点(なし)	2 点(ツチ骨柄，鼓膜一部)	4 点(鼓膜全体)
鼓膜膨隆	0 点(なし)	4 点(部分的な膨隆)	8 点(鼓膜全体の膨隆)
耳漏	0 点(なし)	4 点(鼓膜観察可)	8 点(鼓膜観察不可)
重症度分類(合計点数)			
軽症(5 点以下)，中等症(6〜11 点)，重症(12 点以上)			

(文献 8 より引用)

表 I-10 急性中耳炎の重症度分類に基づく抗菌薬治療

軽症(5 点以下)
- 抗菌薬非投与・3 日間

中等症(6〜11 点)
以下のいずれかを 5 日間
- AMPC　　(高用量)経口 1 回 500 mg・1 日 3〜4 回
- CDTR-PI (常用量)経口 1 回 100 mg・1 日 3 回
- CFPN-PI (常用量)経口 1 回 100 mg・1 日 3 回
- CFTM-PI (常用量)経口 1 回 100 mg・1 日 3 回

重症(12 点以上)
以下のいずれかを 5 日間＋鼓膜切開
- AMPC　　(高用量)経口 1 回 500 mg・1 日 3〜4 回
- CDTR-PI (高用量)経口 1 回 200 mg・1 日 3 回
- CFPN-PI (高用量)経口 1 回 150 mg・1 日 3 回
- CFTM-PI (高用量)経口 1 回 200 mg・1 日 3 回
- LVFX　 経口 1 回 500 mg・1 日 1 回
- GRNX　 経口 1 回 400 mg・1 日 1 回
- MFLX　 経口 1 回 400 mg・1 日 1 回
- AZM　　経口 1 回 2 g・1 日 1 回
- STFX　 経口 1 回 100 mg/回・1 日 1 回または 2 回

(文献 8 より引用)

III　高齢者における感染症への上手な抗菌薬の使い方

1．高齢者における抗菌薬の考え方

　高齢者での経口抗菌薬について臨床データは限られているが，高齢者の感染症について日本老年医学会雑誌で特集が紹介されている．高齢者における抗菌薬の考え方および使い方について経口薬を中心に述べられている[2]．

　高齢者の感染症に対しては，患者の感染臓器を決定し，その感染臓器で問題となる起因微生物をリストアップし，それに対して内服で十分に効果がある抗菌薬を処方するという流れが重要である．高齢者で頻度の高い感染症と起因微生物を常にリストアップできるようにしたい．

　抗菌薬選択で大切なことは，たくさんの抗菌薬を中途半端に使うことより，必要最小限の抗菌薬を処方することである．新たに発売された抗菌薬よりも，以前からあり十分な使用経験に耐えてきた抗菌薬をまずは選ぶ．想定する感染臓器に届くか，効果が変わらないならば可能な限り安い抗菌薬を選

表Ⅰ-11 急性副鼻腔炎の重症度分類

臨床症状	なし	軽度/少量	中等度以上
鼻漏	0点	1点(時々鼻をかむ)	2点(頻繁に鼻をかむ)
顔面痛・前頭部痛	0点	1点(がまんできる)	2点(鎮痛薬が必要)
鼻腔所見	なし	軽度/少量	中等度以上
鼻汁・後鼻漏	0点(漿液性)	2点(粘膿性少量)	2点(中等量以上)
重症度分類(合計点数)			
軽症(1〜3点)　中等症(4〜6点)　重症(7〜8点)			

日本鼻科学会「急性鼻副鼻腔炎診療ガイドライン」(2010)

(文献8より引用)

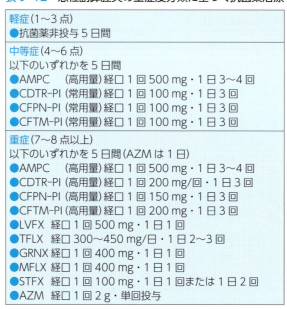

表Ⅰ-12 急性副鼻腔炎の重症度分類に基づく抗菌薬治療

(文献8より引用)

ぶ．副作用が少ない，薬物相互作用が少ない，投与回数が少ない抗菌薬を選ぶ．経口抗菌薬ならではの重要な点は，投与回数ができるだけ少ないものを選ぶ，バイオアベイラビリティ，他の内服薬との相互作用，外来フォローのため予測可能でかつ限りなく副作用が少ない抗菌薬を選ぶという点で，注意する必要がある．

　抗菌薬処方の原則として，"十分な投与量"を"適切な投与間隔"で"十分な期間"投与することが重要である．

　例えば，急性副鼻腔炎および急性中耳炎に第一選択となるアモキシシリン(以下，AMPC)は広域スペクトラムではないが，*Streptococcus pneumoniae* および *Streptococcus*，*Enterococcus* への活性は十分であり，感受性があれば *Enterococcus* にも効果がある．上気道炎(副鼻腔炎，中耳炎，咽頭炎)および軽症の下気道感染症(肺炎，COPD急性増悪)に使用される，優れたバイオアベイラビリティがある．

　クラブラン酸/アモキシシリン(CVA/AMPC，クラバモックス®)も急性副鼻腔炎，急性中耳炎および急性咽頭炎に第一選択となる．

2．みみ・はな・のどの感染症治療ガイド

　日本感染症学会と日本化学療法学会との共同編集により，「感染症治療ガイド2014」が発刊され，新たな領域の感染症として中耳炎および副鼻腔炎，急性咽頭炎・扁桃炎が追加された[8]．また，耐性菌，

表 I-13　急性咽頭炎・扁桃炎の重症度分類

		スコア		
		0点	1点	2点
症状スコア	日常生活の困難度	さほど支障なし	支障はあるが，休むほどではない	仕事，学校を休む
	嚥下痛・咽頭痛	違和感または軽度	中等度	摂食困難なほど痛い
	発熱	37.5℃未満	37.5～38.5℃	38.6℃以上
咽頭・扁桃スコア	咽頭粘膜の発赤・腫脹	発赤のみ	中等度	高度に発赤腫脹
	扁桃の発赤・腫脹	発赤のみ	中等度	高度に発赤腫脹
	扁桃の膿栓	なし	扁桃に散見される	扁桃全体

(文献 8 より引用)

表 I-14　急性咽頭炎・扁桃炎の重症度分類に基づく抗菌薬治療

一次治療

非重症(重症度スコア 8 点以下)
- AMPC　経口 1 回 500 mg・1 日 3 回・6 日間
- CFPN-PI 経口 1 回 100 mg・1 日 3 回・5 日間
- CDTR-PI 経口 1 回 100 mg・1 日 3 回・5 日間
- CFTM-PI 経口 1 回 100 mg・1 日 3 回・5 日間
- AZM 徐放製剤経口 1 回 2 g・単回投与
- CAM　　経口 1 回 200 mg・1 日 2 回・5 日間

重症(重症度スコア 9 点以下)
- AMPC　経口 1 回 500 mg・1 日 4 回・6 日間
- GRNX　経口 1 回 400 mg・1 日 1 回・5 日間
- LVFX　経口 1 回 500 mg・1 日 1 回・5 日間
- MFLX　経口 1 回 400 mg・1 日 1 回・5 日間
- STFX　経口 1 回 100 mg・1 日 1 回・5 日間
- CFPN-PI 経口 1 回 150 mg・1 日 3 回・5 日間
- CDTR-PI 経口 1 回 200 mg・1 日 3 回・5 日間
- CFTM-PI 経口 1 回 200 mg・1 日 3 回・5 日間
- AZM 徐放製剤経口 1 回 2 g・単回投与

二次治療

非重症(重症度スコア 8 点以下)
- 重症に準じた治療

重症(重症度スコア 9 点以上)
- 外来静注抗菌薬治療(OPAT)：CTRX 点滴静注 2 g/日・3 日間
- 入院加療

(文献 8 より引用)

ブレイクポイント，PK/PD の有用な追加項目も参考となる．

中耳炎および副鼻腔炎，急性咽頭炎・扁桃炎の治療のうち，成人について次に述べる．

1）急性中耳炎

小児に好発しやすいが，成人においても発症する．70 歳以上の高齢者や糖尿病，慢性肺疾患，慢性腎疾患を有する場合には易感染および耐性菌のリスクファクターになるので注意を要する．

合併症のない急性中耳炎の治療は，重症度に基づいた抗菌薬治療を行う．

重症度分類は軽症，中等症，重症にスコア化される(表 I-9)．

次に，重症度に基づく抗菌薬治療を示す(表 I-10)．治療により改善しない場合には専門医にコンサルトを行う．なお，軽症例に限っては 48～72 時間は抗菌薬を投与せず，対症療法のみで経過をみる．

表Ⅰ-15　急性喉頭炎の重症度分類

		0点	1点	2点
症状スコア	嗄声	軽い声がれ	中等度	声が出ない
	咽頭痛・嚥下時痛	違和感または軽度	中等度	食べられないほど痛い
	発熱	37.5℃未満	37.5～38.5℃	38.6℃以上
所見スコア	声帯の発赤	軽度	中等度	高度に発赤
	声帯の腫脹	軽度	中等度	高度に腫脹

・非重症 0～6 点，重症 7～10 点とする．
・所見スコアが取れない場合，非重症 0～4 点，重症 5～6 点とする．
・呼吸困難がある場合，急性喉頭蓋炎が疑われる場合はすべて重症に含める．

(文献 8 より引用)

2) 急性副鼻腔炎

20～30 歳代に好発しやすいが，高齢者の発症も多い．

重症度に基づいた抗菌薬治療の選択が大切である．鼻腔所見と臨床症状に基づく重症度分類により軽症，中等症，重症にスコア化される（表Ⅰ-11）．軽症例においては抗菌薬治療を行わず，5 日間の経過観察を行うことが望ましいとされている．抗菌薬の第一選択としては，AMPC が挙げられる．AMPC は保険診療でも認められるようになった．効果が期待されない場合にはセフェム系薬が選択される（表Ⅰ-12）．

3) 急性咽頭炎・扁桃炎

細菌性とウイルス性を鑑別して，抗菌薬は細菌性炎症にのみ使用する．*Streptococcus pyogenes* (group A streptococcus；GAS または group A β-hemolytic streptococcus；GABHS) は最も重要な原因菌となる．

まず，臨床症状および咽頭・扁桃所見から重症度を分類する（表Ⅰ-13）．

S. pyogenes による咽頭・扁桃炎の第一選択薬はペニシリン系抗菌薬であり，AMPC の 6 日間投与が日常臨床で推奨されている．ペニシリンアレルギーを有する患者ではマクロライド系抗菌薬が用いられる（表Ⅰ-14）．

症状の改善が得られない場合には，重症度が上位の抗菌薬に変更する．

なお，急性咽頭炎・扁桃炎患者の咽頭痛や発熱に対しては，非ステロイド性抗炎症薬やアセトアミノフェンなどの解熱鎮痛薬を用いることができる．

EB ウイルスによる伝染性単核球症は，咽頭炎，扁桃炎，頸部リンパ節腫大，単核球の増加，肝機能異常などを示す急性感染症である．アンピシリン (ABPC) を内服すると薬疹を認める危険があるため，この薬剤の使用は避けるべきである．

4) 急性喉頭炎，急性喉頭蓋炎

急性喉頭炎の重症度スコアを表Ⅰ-15 に示す．軽症および中等症では抗菌薬を投与せず，対症療法のみとする．重症例には抗菌薬を投与する．なお，呼吸困難を呈するような重症例では，気道管理のできる施設への搬送を要する．

急性喉頭蓋炎では，気道の確保が最優先となる．気道管理のできる施設への搬送を要する．

(吉山友二)

参考文献

1) Kawakami M, et al：Evaluation of geriatric patients with dry mouth by community pharmacists and use of moisturizing agents. Jpn J. Pharm. Health Care Sci, 38(11)：673-678, 2012.
2) 大野博司：高齢者における抗菌薬の考え方，使い方　経口薬編．日老医誌，48(5)：451-456, 2011.
3) Corsonello A, et al：Age-related pharmacokinetic and pharmacodynamic changes and related risk of adverse drug reactions. Curr Med Chem, 17(6)：571-584, 2010.
4) Kojima T, et al：Polypharmacy as a risk for fall occurrence in geriatric outpatients. Geriatr Gerontol Int, 12(3)：425-430, 2012.
5) 厚生労働科学研究費補助金(長寿科学総合研究事業)「高齢者に対する適切な医療提供に関する研究(H22-長寿-指定-009)」研究班・日本老年医学会・全国老人保健施設協会・日本慢性期医療協会：高齢者に対する適切な医療提供の指針．日本老年医学会，2013．
6) 今井博久：日本版ビアーズ基準の概要．今井博久ほか(編)：2-8，これだけは気をつけたい高齢者への薬剤処方．医学書院，2014．
7) 日本老年医学会・日本医療研究開発機構研究費・高齢者の薬物治療の安全性に関する研究　研究班(編)：高齢者の安全な薬物療法ガイドライン2015．メジカルビュー社，2015．
8) JAID/JSC感染症治療ガイド・ガイドライン作成委員会(編)：JAID/JSC感染症治療ガイド2014．ライフサイエンス出版，2014．

I これだけは"知りたい"抗菌薬の使い方

5 妊婦,授乳婦への使い方

I はじめに

　妊娠と薬の分野において,サリドマイドによる被害は忘れてはならない有害事象である.それ以来,妊婦の薬物服用に対する関心は,医療人のみならず一般の人々にも高いものがある.妊婦に対しては極力,経口薬使用は避けるべきであるがすでに治療を継続している場合,中断すれば母体に影響が出る可能性がある.また,妊娠によってしばしば誘発される高血圧,浮腫,感染症などで新たに薬物治療が必要な場面も出てくる.

　ここでは,抗菌薬に対して妊婦・授乳婦には本当のところはどのように考えていけばよいのかを解説する.

II 妊娠中,授乳中の薬物投与に対する基本的な考え方[1)]

　妊娠中・授乳中の女性でも,しばしば薬物による治療を必要とすることがある.処方する場合の情報源としては,医薬品添付文書は必要最低限の情報であり参照すべき情報である.しかし,この記載に従えばほとんどの薬剤は妊娠中・授乳中の女性に使用することができなくなり実際的ではないことがわかる.

1. 医薬品添付文書の記載要領

　医薬品添付文書は製薬企業がそれぞれ記載するものである.ただし,医薬品によって,あるいは製薬企業によってその様式が異なることがないよう,また必要事項の記載漏れがないようその記載要領が定められている.

　医療用医薬品については,1997年4月25日,厚生省薬務局長が各都道府県知事あてに行った「医療用医薬品添付文書の記載要領について」という通知(薬発第606号)に添えられた「医療用医薬品添付文書の記載要領」に従って,現在記載が行われている.

　医薬品添付文書においては,当然「妊婦・授乳と薬」に関連する記載もなされており,その記載要領もそれぞれ規定されている(表I-16).

2. 医薬品添付文書の問題点

　医薬品添付文書は妊婦・授乳婦に対する医薬品の情報源として最も重要な資料である.しかしながら,それにもかかわらず様々な問題点が指摘されている.

1) 医療用医薬品添付文書の問題点

　医療用医薬品添付文書に関しては,「添付文書を読んでも,その医薬品を妊婦や授乳婦に投与してよいのかいけないのか,ということが判断できない場合が少なくない」.これは,日常業務における情報源としては問題点が多いことを示している.

表Ⅰ-16　医療用医薬品添付文書における「使用上の注意」の「妊婦, 産婦, 授乳婦等への投与」項目の記載事項

> 1. 用法および用量, 効能または効果, 剤形等から妊婦, 産婦, 授乳婦等の患者に用いられる可能性があって, 他の患者と比べて, 特に注意する必要がある場合や, 適正使用に関する情報がある場合には, 必要な注意を記載すること. また, 投与してはならない場合は禁忌の項にも記載すること.
> 2. 動物実験, 臨床使用経験, 疫学的調査等で得られている情報に基づき, 必要な事項を記載すること.
> 3. 記載にあたっては別表二のB, C, Dを適宜組み合わせたものを基本とし, 更に追加する情報がある場合にはその情報を記載すること.

(医療用医薬品添付文書の使用上の注意記載要領について「平成9年4月25日 薬発第607号」)
＊別表二のB, C, Dは割愛

(1)「有益性投与」の記載

　添付文書には「治療上の有益性が危険性を上回ると判断される場合にのみ投与する」という文言の記載がある. いわゆる「有益性投与」と言われている表記である. これは, 妊婦・授乳婦のみならず医師が処方する際のあたりまえの大原則であり, これを「使用上の注意」とするには少々無責任である. 改善の必要性があると考える.

(2)「投与禁希望」,「投与禁」の記載

　「投与しないことが望ましい」いわゆる「投与禁希望」や,「投与しないこと」いわゆる「投与禁」という記載は, 当然, 妊婦および胎児のことを鑑みてのことではあるが, 仮に胎児に少なからず危険性があっても, それ以上に投与の必要性があれば投与すべきであると考えると, 先の「有益性投与」の考え方に近似してくる. いずれの記載も現実的ではない. それらの記載に至った根拠を同時に示してあれば, 本当に「投与禁希望」,「投与禁」でなければならないのか, そうでないのかの判断に役立つ.

(3) 授乳に対する記載

　「投与禁」あるいは「授乳禁」の記載は, その医薬品が母乳中に移行することをもってしていることが多い. その移行量がどのくらいかの記載はあっても, 児にどれだけ取り込まれ, どのような作用を及ぼすのかは示されていない.「乳汁移行があるので禁止」と言うのは再考の余地がある.

Ⅲ 妊娠と薬

　胎児への薬物の影響を考える場合, 妊娠時期とその対象となる疾患・服用した薬自体の特徴を考えることが必要である. ここでは薬自体の特徴を考える[2].

1. 胎盤通過性

　薬はいったん母体血中に取り込まれてから, 胎盤を通過して胎児に影響する. どんな薬であっても母体の血中濃度が上昇すれば, 胎盤を通過し胎児に対する影響は大きくなる. 胎盤を通過する物質は次のような特徴がある.

1) 分子量の大小

　分子量が小さい薬剤ほど胎盤を通過しやすい. 300〜600以下は容易に通過し, 1,000以上は通過しにくい.

2) 脂溶性

　一般的に脂溶性の高いものが通過しやすい. 生体膜は小孔をもった脂肪層からなり, 非常に小さい分子量の分子は脂溶性でなくても通過するが, 600以上の分子量をもつ物質は脂溶性の程度によって通過量が異なる.

3) イオン化

　脂溶性の高い分子が胎盤を通過する. したがって, イオン化しない非解離性物質ほど通過しやすく,

イオン化する解離性物質は母児間の血液 pH 差によって通過しやすさが決まる．イオン化の程度は，薬物の pKa を確認する．pKa は薬物のイオン型と分子型の割合が等しくなる pH を言う．母体血の pH は約 7.4 とされており，弱塩基性薬物であれば pKa が 7.4 より小さい薬物は母体血(pH 7.4)において，胎盤に移行しやすい分子型の比率が高い．弱酸性薬物であれば，その反対で pKa が 7.4 より大きい薬物は，母体血において胎盤に移行しやすい分子型の比率が高くなる．

4）タンパク結合率
血漿タンパク質との結合率が高いほど通過しにくい．

5）濃度勾配
母体の薬物血中濃度が非常に高ければ通過する．

6）トランスポータ
P 糖タンパクが脂溶性物質の輸送を抑制していることがわかってきている．

7）胎盤の状態
妊娠が進行すると胎児血液と母体血液の境界の面積が増大し，通過しやすくなる．また，妊娠高血圧症候群や糖尿病では，胎盤の機能低下が起こり，通過しやすくなる．

2．投与経路

一般に静脈内投与＞経口投与＞局所投与のように血中濃度が高くなる．したがって，胎児に影響の少ない剤形が利用できる場合は，第一選択となる．例えば，気管支喘息への吸入薬，膣炎への膣剤，その他として点眼薬，軟膏剤などがある．しかし，外用薬であっても女性ホルモン剤や GnRH アナログ製剤などは注意が必要であるのは言うまでもない．

IV 授乳と薬[3]

授乳中の女性が，「授乳を続けたい」と医師に対して意思表示することは勇気のいることであり，医師には言わずに薬を服用しなかったり，医師や薬剤師に相談しないで自己判断で授乳をやめてしまったりすることがしばしば見られる．医師は子どものいる女性に対しては，授乳中であるかどうかを確認し，本当に必要な薬のみを十分母親に説明した上で処方するようにするべきである．

母親が授乳を続けたいと思っていて，児に対する薬の影響を心配して薬を飲まずに，つらい症状を我慢していることもある．保健医療専門家をはじめ家族や友人を含む援助者は，母親自身の健康や快適さが子どものためにも必要であると説明することが大切である．

1．乳児への薬剤の移行

母親が薬剤を内服した場合，薬剤は消化管から吸収され(門脈から肝臓を通る経路と通らない経路があるが)，血流に移行し，体内各所に到達する．乳腺には血流を介して到達し，母乳中に分泌される．その薬剤が消化管から吸収されやすいか，肝臓でどの程度代謝されるかによって，母親の血中濃度は変わる．消化管からの吸収の悪い薬剤は，母親の血中濃度が上昇せず，母乳中にもあまり移行しない．母親が経静脈的に薬剤を摂取した場合，血中濃度は一時的に高くなるが，その薬剤が消化管から吸収されにくい場合(通常，経静脈投与される薬は経口吸収が悪い)，母乳中に薬剤があっても，乳児の腸管からはほとんど吸収されない．

2．薬剤の母乳への移行に関する因子

母乳中に分泌される薬剤の量は，多数の因子に依存する(表 I-17)．

表Ⅰ-17　各抗菌薬の母乳移行の程度を示す指標一覧

薬剤名	分子量	タンパク結合率	半減期	生体利用率	M/P	TID	RID
サワシリン	365	18%	1.7 h	89%	0.014〜0.043	0.135 mg/kg/day	0.95%
ケフラール	386	25%	0.5〜1 h	10%		0.031 mg/kg/day	0.44%
メイアクト	620	88%	1.3〜2 h	14%			
セフゾン	395	70%	1.7 h	21%			
バナン	558	22〜33%	2.1〜2.8 h	50%	0〜0.16		
チエナム	317	20〜35%	0.85〜1.3 h	100%			
ジスロマック	749	7〜51%	48〜68 h	37%		0.42 mg/kg/day	6.00%
クラリス	748	40.7%	5〜7 h	50%	1		2.00%
アクロマイシン	444	25%	6〜12 h	75%	0.58〜1.28	0.171 mg/kg/day	0.60%
ミノマイシン	457	76%	15〜20 h	90〜100%		0.38 mg/kg/day	1.35%
ダラシン	425	94%	2.9 h	90%	0.47	0.57 mg/kg/day	1.66%
カナマイシン		0%	2.4 h	1%	0.045	0.037 mg/kg/day	0.26%
シプロキサン	331	40%	4.1 h	50〜85%	1	0.57 mg/kg/day	2.63%
クラビット	370	24〜38%	6〜8 h	99%	0.95	0.75 mg/kg/day	10.50%

薬剤名：系順

(各インタビューフォームより)

1) 分子量

分子量が小さい薬剤ほど，細胞膜を通過しやすく母乳へ移行しやすい．分子量が一定サイズを超えたヘパリン，インスリン，インターフェロンは母乳中に分泌されない．

2) イオン化

細胞膜は非イオン化型の薬剤のみ通過させる．弱塩基性薬剤（pKaが高い薬剤）ほど母乳中の薬の濃度が上昇する．

3) 脂溶性

乳腺細胞の細胞膜もさい帯膜の1つであり脂質で構成されている．脂溶性が高ければ高いほど，母乳中の薬剤濃度は高くなる．中枢神経系に移行しやすい薬剤は，母乳中へも移行しやすい．

4) タンパク結合率

血漿タンパク（アルブミンなど）と結合すると細胞膜を通過できないため，タンパク結合率の低い薬剤は母乳へ移行しやすい．

5) 半減期

半減期の短い薬剤の方が，乳児に母乳を介して移行する薬剤の量が少ない．半減期の長い薬剤は乳児の体内に蓄積しやすく，乳児の体内での半減期も成人より長いのが一般的である．

6) 生体利用率

生体利用率が低い薬剤ほど，母乳を介して乳児が摂取する薬剤が少なくなる．生体利用率が低い薬剤には，肝臓で代謝されてしまったり，腸管で分解されてしまったり，単に小腸からの吸収が悪かったりというような様々な理由がある．

3. 薬剤の母乳移行の程度を示す指標

1) Milk/plasma ratio：M/P比（母乳中薬剤濃度/母体血中薬剤濃度）

M/P比が高値でも母体血中濃度が低い場合，母乳移行量も少なくなり問題としなくてもよいことがある．

2) 母乳中の薬剤濃度

母親の血中濃度×M/P 比

3) 乳児の理論的薬剤摂取量(TID)

母乳中の薬剤濃度×摂取した母乳の量

母乳のみを飲んでいる乳児期前半は，母乳摂取量を 150 ml/kg として計算する．

4) 相対的乳児薬剤摂取量(RID)

乳児薬剤摂取量(mg/kg/day)/母親の薬剤摂取量(mg/kg/day)×100

母体投与量の何％が乳児に移行したかを示す．

RID が 10％以下であれば安全．1％以下ではまず問題にならない．

10％を超える薬剤としてはアミオダロン，リチウム，フェノバルビタール，放射性物質などがある．

(例)アモキシシリン(以下，AMPC)を 1 回 250 mg 服用した場合の乳児の理論的薬剤摂取量

1．AMPC の最高血中濃度　　　3.68 μg/ml
2．AMPC の M/P 比　　　　　0.014〜0.043
3．5 kg 乳児の 1 日哺乳量　　　150 ml×5 kg＝750 ml
4．この乳児の理論的薬剤摂取量　3.68 μg/ml×0.043 M/P 比×750 ml＝0.118 mg

　　AMPC の小児薬用量は 100 mg(20 mg/kg とすると)，

　　0.118 mg÷100 mg＝0.118％

　　母乳を介して乳児に与えられる薬剤量は治療量の 0.118％で，実際には乳児に影響が出ないと予想できる．

　　また，母親の 1 日投与量が 750 mg，体重が 50 kg であるとして RID を計算すると，

　　RID：(0.118 mg/5 kg)/(750 mg/50 kg)＝0.00157

　　AMPC の RID は 0.16％である．→まず問題になることはない．

V　リスク分類の考え方[4]

1. FDA 分類

FDA 分類は，1979 年に米国食品医薬品局(Food and Drug Administration；FDA)によって分類された．胎児に対する薬剤の公的な危険度分類である．FDA 分類は，A，B，C，D，X の 5 つのリスクカテゴリーで表記され，動物での生殖試験やヒトでの臨床試験の結果をもとに危険度が分類されている(表Ⅰ-18)．

カテゴリー A はヒト妊婦での比較対象試験があり，胎児への危険性が証明されない薬剤である．

カテゴリー B は動物実験で胎児への危険性が証明されないか，または証明されているがヒトでの比較対象試験では胎児への危険性が証明されていない薬剤である．

カテゴリー C はヒトでの比較対象試験がなく危険性を否定することができない薬剤である．

カテゴリー D と X は胎児への催奇性のリスクがあることが証明されている薬剤であるが，そのうちカテゴリー D は妊娠中にその薬剤を使用することが危険性を上回る利益があり，臨床上場合によっては使用することが許容される薬剤である．

カテゴリー X は，薬剤を利用することの利益より危険性が上回る薬剤であり，妊婦への使用は禁忌である．

表 I-18　FDA 分類

カテゴリー A	ヒトの妊娠初期3か月間の対象試験で，胎児への影響は証明されず，またその後の妊娠期間でも危険であるという証拠のないもの
カテゴリー B	動物生殖試験では胎仔への危険性は否定されているが，ヒト妊婦での対象試験は実施されていないもの．あるいは，動物生殖試験で有害な作用（または出生数の低下）が証明されているが，ヒトでの妊娠初期3か月の対象試験では実証されていない，またその後の妊娠期間でも危険であるという証拠はないもの
カテゴリー C	動物生殖試験では，胎仔に催奇形性，胎仔毒性，その他の有害作用があることが証明されており，ヒトでの対象試験が実施されていないもの．あるいは，ヒト，動物ともに試験は実施されていないもの．ここに分類される薬剤は，潜在的な利益が胎児への潜在的危険性よりも大きい場合にのみ使用すること
カテゴリー D	ヒトの胎児に明らかに危険であるという証拠があるが，危険であっても，妊婦への使用による利益が容認されるもの（例えば，生命が危険にさらされている時，または重篤な疾病で安全な薬剤が使用できない時，あるいは効果がない時，その薬剤をどうしても使用する必要がある場合）
カテゴリー X	動物またはヒトでの試験で胎児異常が証明されている場合，あるいはヒトでの使用経験上胎児への危険性の証拠がある場合，またはその両方の場合で，この薬剤を妊婦に使用することは，他のどんな利益よりも明らかに危険性の方が大きいもの．ここに分類される薬剤は，妊婦または妊娠する可能性のある婦人には禁忌である．

表 I-19　オーストラリア分類

カテゴリー A	多数の妊婦および妊娠可能年齢の女性に使用されてきた薬が，それによって奇形の頻度や胎児に対する直接・間接の有害作用の頻度が増大するといういかなる証拠も観察されていない．
カテゴリー B1	妊婦および妊娠可能年齢の女性への使用経験はまだ限られているが，この薬による奇形やヒト胎児への直接・間接的有害作用の発生頻度増加は観察されていない．動物を用いた研究では，胎仔への障害の発生が増加したという証拠は示されていない．
カテゴリー B2	妊婦および妊娠可能年齢の女性への使用経験はまだ限られている薬だが，奇形やヒト胎児への直接・間接的有害作用の発生頻度増加は観察されていない．動物を用いた研究は不十分または欠如しているが，入手し得るデータでは，胎仔への障害の発生が増加したという証拠は示されていない．
カテゴリー B3	妊婦および妊娠可能年齢の女性への使用経験はまだ限られている薬だが，奇形やヒト胎児への直接・間接的有害作用の発生頻度増加は観察されていない．動物を用いた研究では，胎仔への障害の発生が増えるという証拠が得られている．しかし，このことがヒトに関してどのような意義を持つかは不明である．
カテゴリー C	催奇形性はないが，その薬理効果によって，胎児や新生児に有害作用を引き起こし，または，有害作用を引き起こすことが疑われる薬．これらの効果は可逆的なこともある．
カテゴリー D	ヒト胎児の奇形や不可逆的な障害の発生を増す．または，増すと疑われる，またはその原因と推測される薬．これらの薬にはまた，有害な薬理作用があるかもしれない．
カテゴリー X	胎児に永久的な障害を引き起こすリスクの高い薬であり，妊娠中あるいは妊娠の可能性がある場合は使用すべきでない．

　FDA分類で注意しなければならないのは，単純にA→Xの順に危険度が上昇するのではないということである．特にカテゴリーCは「ヒトでのデータがないもの」で危険度が中程度ということではない．実際には，妊婦に対する臨床試験はデータが少なく，約半数の薬剤がこのカテゴリーCに分類されている．また，FDA分類は妊婦に対してこれから薬剤を使用する際のリスクカテゴリーであり，妊娠と気づかずに服用した偶発的な薬剤服用時には参考とならないことにも留意が必要である．

　FDA分類は妊婦への薬物投与の際に参考となる情報であるが，上記のような問題点があることからFDAは2008年5月に見直すことを告示し，これまでのカテゴリー分類のみという形式から具体的な文章による記述の新しい形式へと変更されることとなった．変更案は，処方の判断は動物データよりヒトデータを優先して判断する，少人数の情報であってもヒトへの曝露情報は入れる，重要な情報は最初に記載されるべき，というコンセプトのもとに，その内容は記号によるA，B，C，D，Xの分類を廃止し，胎児リスクサマリー，臨床的情報，データの3要素で構成されることとなっている．

表I-20 妊婦・授乳婦に対する各種抗菌薬の一覧

分類		一般名	主な商品名	添付文書情報			FDA分類	オーストラリア分類	総合評価	
				妊娠		授乳			妊婦	授乳
				有益性投与	禁忌					
ペニシリン系		アスポキシシリン	ドイル	○			B		安全	安全
		アモキシシリン水和物	サワシリン	○			B	A	安全	安全
		アンピシリン	ビクシリン	○		中止	B	A	安全	安全
		シクラシリン	バストシリン	○			B		安全	安全
		スルタミシリントシル塩酸塩	ユナシン	○		中止	B		安全	安全
		ピペラシリン	ペントシリン	○			B	B1	安全	安全
		ベンジルペニシリンカリウム	注射用ペニシリンGカリウム	○		中止	B	A	安全	安全
セフェム系	第一世代	セファクロル	ケフラール	○		中止	B		安全	安全
		セファゾリンナトリウム	セファメジンα	○		中止	B	B1	安全	安全
		セファレキシン	ケフレックス	○			B		安全	安全
		セファロチンナトリウム	コアキシン	○			B		安全	安全
		セフロキサジン	オラスポア	○			B		安全	安全
	第二世代	セフォチアム塩酸塩	パンスポリン(注)	○			B		安全	安全
		セフォチアムヘキセチル塩酸塩	パンスポリンT	○			B		安全	安全
		セフブペラゾンナトリウム	トミポラン	○			B		安全	安全
		セフミノクスナトリウム	メイセリン	○			B		安全	安全
		セフメタゾールナトリウム	セフメタゾン	○			B		安全	安全
		セフロキシムアキセチル	オラセフ	○		慎重	B	B1	安全	安全
		フロモキセフナトリウム	フルマリン	○			B		安全	安全
	第三世代	セフィキシム	セフスパン	○			B		安全	安全
		セフォジジムナトリウム	ノイセフ	○		中止	B		安全	安全
		セフォタキシムナトリウム	クラフォラン	○			B		安全	安全
		セフォペラゾンナトリウム	セフォペラジン	○		中止	B		安全	安全
		セフカペンピボキシル塩酸塩	フロモックス	○			B		安全	安全
		セフジトレンピボキシル	メイアクトMS	○			B		安全	安全
		セフジニル	セフゾン	○			B		安全	安全
		セフスロジンナトリウム	タケスリン	○			B		安全	安全
		セフタジジム	モダシン	○		慎重	B		安全	安全
		セフチブテン	セフテム	○			B		安全	安全
		セフテラムピボキシル	トミロン	○			B		安全	安全
		セフトリアキソンナトリウム	ロセフィン	○		*1	B	B1	安全	安全
		セフポドキシムプロキセチル	バナン	○		中止	B	B1	安全	安全
		セフメノキシム塩酸塩	ベストコール	○			B		安全	安全
		ラタモキセフナトリウム	シオマリン	○			B		安全	安全
	第四世代	セフェピム塩酸塩	マキシピーム	○		中止	B		安全	安全
		セフォゾプラン塩酸塩	ファーストシン	○		中止	B		安全	安全
		セフピロム塩酸塩	ブロアクト	○		中止	B		安全	安全
ペネム系,カルバペネム系		イミペネム・シラスタチンナトリウム	チエナム	○		中止	C			安全
		ドリペネム水和物	フィニバックス	○		中止	B	B2		安全
		パニペネム・ベタミプロン	カルベニン	○		中止				安全
		ビアペネム	オメガシン	○		中止				安全
		メロペネム水和物	メロペン	○		中止	B	B2		安全
		ファロペネム	ファロム	○		中止				安全

表 I-20 つづき

分類	一般名	主な商品名	添付文書情報 妊娠 有益性投与	添付文書情報 妊娠 禁忌	添付文書情報 授乳	FDA分類	オーストラリア分類	総合評価 妊婦	総合評価 授乳
モノバクタム系	アズトレオナム	アザクタム	○		中止	B			安全
	カルモナムナトリウム	アマスリン	○						安全
アミノグリコシド系	アミカシン硫酸塩	硫酸アミカシン	○			D		安全	安全
	アルベカシン硫酸塩	ハベカシン	○			D		安全	安全
	イセパマイシン硫酸塩	イセパシン	○			D		安全	安全
	カナマイシン硫酸塩	カナマイシン	○			D		安全	安全
	ゲンタマイシン硫酸塩	ゲンタシン	○		中止	D		安全	安全
	ジベカシン硫酸塩	パニマイシン	○			D		安全	安全
	ストレプトマイシン硫酸塩	硫酸ストレプトマイシン	○		中止	D			安全
	トブラマイシン	トブラシン	○			D		安全	安全
マクロライド系	アジスロマイシン水和物	ジスロマック	○		中止	B	B1	安全	安全
	エリスロマイシン	エリスロシン	○		中止	B		安全	安全
	クラリスロマイシン	クラリス	○		中止	C	B3		安全
	ジョサマイシン	ジョサマイシン	○		中止				安全
	ロキシスロマイシン	ルリッド	○		中止				安全
	ロキタマイシン	リカマイシン	○						安全
ケトライド系	テリスロマイシン	ケテック	○		中止				安全
リンコマイシン系	リンコマイシン塩酸塩水和物	リンコシン	○		中止			安全	安全
	クリンダマイシン塩酸塩	ダラシン	○		中止	B			安全
テトラサイクリン系	テトラサイクリン塩酸塩	アクロマイシンV	○		中止	D	D		安全
	ドキシサイクリン	ビブラマイシン	○		中止	D			安全
	ミノサイクリン塩酸塩	ミノマイシン	○		中止	D			
クロラムフェニコール系	クロラムフェニコール	クロマイ膣錠				C	A		
	クロラムフェニコールコハク酸エステルナトリウム	クロロマイセチンサクシネート(注)	○		*2	C	A	*3	
ホスホマイシン系	ホスホマイシン	ホスミシン	○			B			安全
グリコペプチド系	バンコマイシン塩酸塩	バンコマイシン	○		中止	C			安全
	テイコプラニン	タゴシッド	○		中止		B3		
キノロン系	オフロキサシン	タリビッド		○	中止	C	B3	安全	安全
	ガレノキサシンメシル酸塩水和物	ジェニナック		○	中止				
	シタフロキサシン水和物	グレースビット		○	中止				
	シプロフロキサシン	シプロキサン		○	中止	C	B3	安全	安全
	トスフロキサシントシル酸塩	オゼックス		○	中止				
	ノルフロキサシン	バクシダール		○	中止		B3	安全	安全
	パズフロキサシン	パシル		○	中止				
	モキシフロキサシン塩酸塩	アベロックス		○	中止	C			安全
	レボフロキサシン	クラビット		○	中止				安全
	ロメフロキサシン塩酸塩	ロメバクト		○	中止				安全
その他	スルファメトキサゾール・トリメトプリム	バクタ		○	中止	C	C		安全

*1 乳児等の状態を観察しながら慎重投与
*2 乳汁または胎児への移行を考慮
*3 妊娠後期の運用は十分な注意が必要

(文献5より引用,一部改変)

2. オーストラリア分類

オーストラリア分類は，1989年にオーストラリア保健省薬品・医薬品行政局（Therapeutic Goods Administration；TGA）のオーストラリア医薬品評価委員会（Australian Drug Evaluation Committee；ADEC）によって分類された，胎児に対する薬剤の危険度分類である．オーストラリア分類は，A，B（B1，B2，B3），C，D，Xのリスクカテゴリーに分類され，ヒトでの使用経験をもとに危険度が分類されている（表Ⅰ-19）．

カテゴリーAは多くの妊婦と妊娠可能年齢の女性によって使用されてきており，それによって先天奇形の発生率の上昇や，胎児に対する有害作用が確認されていない薬剤である．

カテゴリーBは，動物のデータをもとに，B1～B3に細分化されている．カテゴリーB1は限られた妊婦や妊娠可能年齢の女性によって使用されており，それによって先天奇形の発生率の上昇や，胎児に対する有害作用が確認されておらず，動物実験では胎児障害の増加を示すエビデンスが認められない薬剤である．カテゴリーB2は限られた妊婦や妊娠可能年齢の女性によって使用されており，それによって先天奇形の発生率の上昇や，胎児に対する有害作用が確認されておらず，動物実験による研究結果は不適切なものしかないか，あるいは存在しないが，存在する資料によれば胎児障害の増加を示すエビデンスが認められない薬剤である．カテゴリーB3は限られた妊婦や妊娠可能年齢の女性によって使用されており，それによって先天奇形の発生率の上昇や，胎児に対する有害作用が確認されておらず，動物実験では胎児障害の増加が確認されているが，ヒト臨床における意義が不明である薬剤である．

カテゴリーCは医薬品としての作用によって，胎児や新生児に可逆的な障害を与えるか，与える可能性があるが，催奇形性はない薬剤である．

カテゴリーDは胎児の先天奇形の頻度を増加させ，不可逆的な障害を与えるか，あるいはその可能性が示唆されている薬剤で，有害な薬理作用があるかもしれない薬剤である．

カテゴリーXは胎児に永久的な障害を与える高いリスクがあり，妊婦および妊娠の可能性のある女性に投与してはならない禁忌の薬剤である．

オーストラリア分類のカテゴリーは，FDA分類と同じアルファベットで表現されているが，その定義は上記のように異なるので注意が必要である．特にカテゴリーCは，FDA分類では「ヒトの比較対象試験がなく危険性について不明な薬剤」であるが，オーストラリア分類では「催奇形性はないが，胎児や新生児に有害作用を引き起こすか引き起こすことが疑われる薬剤」と定義が異なるので注意が必要である．オーストラリア分類もFDA分類と同様に妊婦に対してこれから薬剤を使用する際の参考となるリスクカテゴリーであり，妊娠と気づかずに服用した偶発的な薬剤服用時には参考とならないことにも留意が必要である．

オーストラリア分類は，ヒト妊婦への使用経験を重視して分類しているため，実際に遭遇するケースに近い表現で記載されており，実用的である．

Ⅵ　おわりに

妊婦・授乳婦への薬物投与は，その添付文書のみで対応することは事実上不可能である．しかし，胎盤通過性や乳汁移行性などを理詰めで考えていくと，また，海外でのリスク分類なども考慮すると使用の幅が広がることが理解できたと思う（表Ⅰ-20）．

ここで忘れてはならないことは，治療対象となっている疾患の性質も，それに対する薬物の重要性もそれぞれの患者で違うことである．中止することの危険性も含めて，リスクと利益のバランスには個人差があるので，患者には十分に説明をして，理解を得た上で治療していくことが重要である．

（小池良且）

参考文献

1) 濱田洋実：日本における医薬品添付文書の記載要領と問題点．伊藤真也ほか（編）：59-67，薬物治療コンサルテーション　妊娠と授乳．南山堂，2013．
2) Briggs GG, et al：Drug in Pregnancy and Lactation 9ed. Lippincott Williams & Wilkins, Philadelphia, 2011.
3) 社団法人愛知県薬剤師会妊婦・授乳婦医薬品適正使用推進研究班：妊娠・授乳と薬．21-26，2012．
4) 刈込　博：リスク分類の考え方．調剤と情報，20(11)：24-26，2014．
5) 伊藤真也ほか：妊娠・授乳婦における医薬品情報．伊藤真也ほか（編）：120-124，薬物治療コンサルテーション　妊娠と授乳．南山堂，2013．

I これだけは"知りたい"抗菌薬の使い方

6 肝腎機能を考慮した使い方

I 薬物の代謝と排泄

　抗菌薬を投与する際，効果は最大限に，有害事象は最小限にするために，薬物の代謝経路，排泄経路を把握しておくことは重要である．抗菌薬は主に水溶性と脂溶性に大別されるが，一般的に，水溶性抗菌薬はβ-ラクタム系，アミノグリコシド系，ダプトマイシン(DAP)，リネゾリド(以下，LZD)，コリスチン(CL)などで，腎機能の変化によってクリアランスが変化する．一方，脂溶性抗菌薬はキノロン系，マクロライド系などがあるが，肝機能の変化によってクリアランスが変化する．

II 肝

1．肝機能と肝障害の評価

　肝での薬物代謝能は，薬物代謝酵素活性(酵素量とその活性)，肝血流量によって決まる．肝代謝を受ける薬剤のクリアランスに影響を与える因子には，肝細胞への薬剤の取り込みの低下，肝血流量の低下，肝細胞への酸素の供給量の減少，肝細胞数の減少，胆汁排泄の低下，代謝機能の変化，血中アルブミンの低下による free drug の増加，門脈圧亢進症による経口薬の吸収の変化などが挙げられる．これらは年齢によっても影響される．新生児から2歳前後までは CYP が増加し，特に発現量が最多の CYP3A では CYP3A4 が出生後2歳までに増加する[1]．一方，CYP2C は生後5か月頃までに成人値に到達する[2]が，CYP2C19 は生後5か月頃から徐々に増加する[2]．乳幼児期以降では，見かけ上全身クリアランスが成人値よりも2倍程度多いとされているが，実際の肝重量あたりの肝固有クリアランスは小児と成人で大差ない[3,4]．

　高齢者では肝の容積が若年成人と比較して2〜3割減少し，肝血流量は2〜5割減少する．また，加齢にともない CYP3A4 が低下し，例えばクラリスロマイシン(以下，CAM)の全身クリアランスが低下することが報告されている．この CYP については分子種によって加齢による代謝能の変化が異なる．また，肝でのグルクロン酸抱合は加齢による影響を比較的受けにくい．また加齢により肝血流量が低下，血中非結合型分率が増加，肝固有クリアランスが低下することなどから，経口薬の生物学的利用率は変動し，増加する可能性がある．それに伴い薬剤の消失までの時間が遅延すると，有害事象の発現に留意が必要である．

　肝細胞変性や壊死の指標として用いられるのがアラニン・トランスフェラーゼ(以下，ALT)，アスパレート・アミノトランスフェラーゼ(以下，AST)である．これらは肝細胞の変性や壊死により細胞質内酵素が細胞外へ漏出し末梢血に流出したものを測定したものである．同様に乳酸デヒドロゲナーゼ(LDH)も逸脱酵素の1つとして指標となる．これらのうち特にALTが肝特異性が高い．肝細胞の合成や排出機能の指標となるのが，コリンエステラーゼ(以下，ChE)，コレステロール，胆汁酸，血

表Ⅰ-21 肝機能評価の指標（Child-Pugh分類）

項目	1点	2点	3点
脳症	なし	軽症	時々昏睡
腹水	なし	少量	中等量
血清ビリルビン値(mg/dL)	2.0未満	2.0〜3.0	3.0超
血清アルブミン値(g/dL)	3.5超	2.8〜3.5	2.8未満
プロトロンビン活性値(%)	70超	40〜70	40未満

クラス	スコア
A（軽度）	5〜6点
B（中等度）	7〜9点
C（重度）	10〜15点

表Ⅰ-22 各添付文書における肝障害の表現一覧

- 肝障害
- 肝機能障害
- 慢性肝炎における肝機能障害
- 中等度あるいは重度の肝障害
- 高度の肝機能障害
- 重篤な肝障害
- 重篤な肝機能障害
- 重度の肝障害患者
- 重度の肝機能障害患者（Child-Pugh分類 クラスC）
- 重度の肝機能障害（Child-Pugh分類クラスCの肝硬変に相当）

清ビリルビン値（以下，Bil）である．また胆汁うっ滞の指標となるのがγ-GTP，アルカリフォスファターゼ（ALP）などである．またプロトロンビン時間（以下，PT）などの凝固因子やアンモニアなども肝機能を示す指標の1つである．

　肝予備能を評価する指標としてChild-Pugh分類がある．この分類は，肝障害の重症度を評価したり，肝硬変の予後を予測する場合に用いられる分類で，肝障害の程度により3段階に分けられている．脳症，腹水，Bil，血清アルブミン値（以下，Alb），プロトロンビン活性値の5項目についてそれぞれ1〜3点の点数化をし，全項目の合計点数により，Grade A（軽度），B（中等度），C（重度）に分類したものである（表Ⅰ-21）．

2. 肝機能に応じた薬剤投与設計

　薬剤の添付文書における肝障害についての禁忌表現は様々である（表Ⅰ-22）．肝機能が低下している患者には，添付文書に記載されている肝機能障害患者へ投与した時のAUCやC_{max}などから投与量を推測していたのが現状である．しかし，最近では添付文書の「用法・用量に関連する使用上の注意」の欄に，肝機能障害患者に対するChild-Pugh分類を用いた用量が記載されるようになった．添付文書の「用法・用量に関連する使用上の注意」には肝機能障害の程度を示すChild-Pugh分類クラスとスコアが記載され，それぞれに応じた用法と用量が設定されている．肝機能障害患者においては，この記載により，投与量が明確になったことで，用量設定がより行いやすくなった．米国食品医薬品局（Food and Drug Administration；FDA）では「肝機能障害患者の薬物動態検討試験における試験デザイン，データ解析，用法・用量および添付文書への記載に関する企業向けガイダンス」で，Child-Pugh分類に基づくデータ収集が推奨されている[5]．

　表Ⅰ-23に肝障害時に投与量の調整を考慮すべき抗菌薬を示した[6]．なお，肝ミクロゾームには分子種の異なる数多くのCYPが存在し，その発現調節は様々な機構により行われているので，肝疾患における薬物代謝酵素の変動も様々である．CYPを中心に低下するものが多いが，CYP以外の酵素

表Ⅰ-23 肝障害時に投与量の調整を考慮すべき抗菌薬

- セフトリアキソン
- クロラムフェニコール
- クリンダマイシン
- キヌプリスチン・ダルホプリスチン
- メトロニダゾール
- リファブチン
- リファンピシン
- チゲサイクリン
- チニダゾール
- イソニアジド
- リファンピシン
- ピラジナミド
- テルビナフィン

(文献6より引用,一部改変)

活性の低下は比較的軽度である[7]．

また，薬物投与中に臨床症状の変化やASTやALTの変動がみられた場合には薬物性肝障害と判断され，その場合PTやAlb，ChEなどの測定が重症化の予知に有用である[8]．

Ⅲ 腎

1. 腎機能と腎障害の評価

腎のネフロン数は胎生期に決定されており出生後も数は不変であるが，糸球体濾過量(以下，GFR)，腎血流量(RBF)は生後急速に増加し，1歳頃に体表面積で標準化した値は成人とほぼ同等となる．この変化は特に水溶性抗菌薬の体内動態に大きな影響をもたらす[9]．高齢者では，日本人を対象に実測GFR(イヌリンクリアランス)を測定すると腎機能は1年に0.5 mL/min程度低下することが知られている．

腎機能を示す血清クレアチニン値(以下，Cre)は，一般成人では腎機能が良好な場合は低値であるが，筋肉量や肉の摂食量，運動などの影響を受ける．また，筋肉量が少ない場合は低値となり本来の腎機能を過大評価する恐れがある．また，Creは尿細管分泌されるため，実測クレアチニンクリアランス(Ccr)は実測GFRより2～3割高めとなる．そこで腎機能の評価の指標には，これらを調整した値が算出されるように，Cockcroft-Gault式，日本人のGFR推定式，改訂MDRD簡易式などが用いられる[10](表Ⅰ-24)．

Cockcroft-Gault式は単位がmL/minで，性別，年齢，体重，Creから導き出す値であるが，eGFRは単位がmL/min/1.73 m^{2}で，性別，年齢，Creから導き出され，体重は加味されない．高度肥満患者では筋肉量の割に体重が多く，また，小柄な高齢者や，悪液質などでは筋肉量の低下によるCre低下を認め，これらの症例では本来の値(蓄尿による実測値)より高値となり，見かけ上腎機能がよい評価(過大評価)になりやすいため注意が必要である．肥満や浮腫，腹水などのある患者では実測体重より標準体重[身長(m)^2×22(kg)]を用いた方がよい．

eGFRの推算式にはCreを用いる式とシスタチンCを用いる式がある．シスタチンCは筋肉量などの影響を受けにくいため，筋肉量が少ない症例(四肢切断，長期臥床例，るい痩など)，筋肉量が多い症例(アスリート，運動習慣のある高齢者)など，CreによるGFR推算が困難な場合に有用とされてい

表 I-24　腎機能を評価するための推算式

対象	方法	式
成人	Cockcroft-Gault 式	男性の Ccr (mL/min) = [(140－年齢)×体重(kg)]×(72×血清クレアチニン値(mg/dL)) 女性は男性の 85%
成人	eGFR$_{creat}$ 式	男性の eGFR$_{creat}$ (mL/min/1.73 m^2) = 194×血清クレアチニン値(mg/dL)$^{-1.094}$×年齢$^{-0.287}$ 女性は男性の 73.9%
成人	eGFR$_{cys}$ 式	男性の eGFR$_{cys}$ (mL/min/1.73 m^2) = (104×血清シスタチン C 値(mg/L)$^{-1.019}$×0.996^{年齢})－8 女性の eGFR$_{cys}$ (mL/min/1.73 m^2) = (104×血清シスタチン C 値(mg/L)$^{-1.019}$×0.996^{年齢}×0.929)－8
成人	Du Bois 式	BSA(m^2)＝0.007184×体重(kg)$^{0.425}$×身長(cm)$^{0.725}$
小児	Schwartz 式	eGFR(mL/分/1.73 m^2)＝k×身長(cm)/血清 Cr 値(酵素法) k＝0.413(CKiD study) k＝0.35(日本小児腎臓病学会小児 CKD 対策委員会．日本人小児 2～11 歳)

(文献 10 より引用)

表 I-25　日本人小児の血清クレアチニン基準値(酵素法)と正常値換算式

年齢	男子 2.50%	男子 50.00%	男子 97.50%	女子 2.50%	女子 50.00%	女子 97.50%
3～5 か月	0.14	0.2	0.26	0.14	0.2	0.26
6～8 か月	0.14	0.22	0.31	0.14	0.22	0.31
9～11 か月	0.14	0.22	0.34	0.14	0.22	0.34
1 歳	0.16	0.23	0.32	0.16	0.23	0.32
2 歳	0.17	0.24	0.37	0.17	0.24	0.37
3 歳	0.21	0.27	0.37	0.21	0.27	0.37
4 歳	0.2	0.3	0.4	0.2	0.3	0.4
5 歳	0.25	0.34	0.45	0.25	0.34	0.45
6 歳	0.25	0.34	0.48	0.25	0.34	0.48
7 歳	0.28	0.37	0.49	0.28	0.37	0.49
8 歳	0.29	0.4	0.53	0.29	0.4	0.53
9 歳	0.34	0.41	0.51	0.34	0.41	0.51
10 歳	0.3	0.41	0.57	0.3	0.41	0.57
11 歳	0.35	0.45	0.58	0.35	0.45	0.58
12 歳	0.4	0.53	0.61	0.4	0.52	0.66
13 歳	0.42	0.59	0.8	0.42	0.53	0.69
14 歳	0.54	0.65	0.96	0.54	0.58	0.71
15 歳	0.48	0.68	0.93	0.48	0.56	0.72
16 歳	0.62	0.73	0.96	0.62	0.59	0.74
2～11 歳	Cr 中央値＝0.3×身長(m) 正常腎機能を 100% とした場合の腎機能(%)算出 腎機能(%)＝血清 Cre 測定値/0.3×身長(m)×100(%)					
18 歳未満	$y=-1.259x^5+7.815x^4-18.57x^3+21.39x^2-11.71x+2.628$ y＝血清 Cr 基準値(mg/dL)，x＝身長(m)			$y=-4.536x^5+27.16x^4-63.47x^3+72.43x^2-40.06x+8.778$ y＝血清 Cr 基準値(mg/dL)，x＝身長(m)		

(文献 10 より引用)

る[10]．一方で，妊娠，HIV 感染，甲状腺機能障害などで影響されることに注意が必要である[10]．
　一般的に小児では Cre 値が成人と比べ低値である．表 I-25 に日本人小児の血清 Cre 基準値(酵素法)と正常値換算式を示す[11]が，2～11 歳と 12～18 歳未満で推測式が異なる[10]．また，小児特有の推算式として，Cre と身長および年齢と性別にあった係数で算出する Schwartz の式がある[12)13)](表 I-24)．

表 I-26 腎機能低下時に最も注意の必要な薬剤投与量一覧（成人）（薬剤は代表的なものを記載）

分類	TDM	薬剤名 一般名	薬剤名 商品名（例）	透析性	禁忌 腎障害	補足	常用量 >80	常用量 70	常用量 60	中等度腎障害 50	中等度腎障害 40	中等度腎障害 30	重度腎障害 20	末期腎不全 10>	HD（血液透析） PD（腹膜透析）
カルバペネム系（初回投与量は減量しないこと）		イミペネム/シラスタチンナトリウム（IPM/CS）[14]	チエナム注	○			1〜2 g/日, 分2[14]			0.25〜0.5 g 分2[14]				0.25 g 分1 イミペネムの腎外CLが58％低下するという報告あり（Dreisbach AW, Lertora JJ: Expert Opin Drug Metab Toxicol 4 : 1065-74, 2008）[14]	イミペネムの腎外CLが58％低下するという報告ありけいれんなどの副作用が起こりやすいため他剤を選択する[14]
		パニペネム・ベタミプロン（PAPM/BP）[14]	カルベニン注		○		1〜2 g/日, 分2[14]			1 g 分2[14]				0.5 g 分1[14]	0.5 g, 1日1回 HD後に投与 HD日はHD後に投与[14]
アミノグリコシド系（初回投与量は減量しないこと。PK/PD理論から1日1回投与が推奨されるが感染性心内膜炎には1日2〜3回投与）	●	アミカシン硫酸塩（AMK）[14,15]	アミカシン硫酸塩注	○			15 mg/kg, 24 hr 毎（サンフォード感染症治療ガイドによる）[14]			4〜7.5 mg/kg, 24 hr 毎（サンフォード）. エンピリック治療には他剤を選択すること. 本剤を使用する場合にはTDMを実施し, 腎機能をモニターすること[14]			4〜7.5 mg/kg, 48 hr 毎（サンフォード）. エンピリック治療には他剤を選択すること. 本剤を使用する場合にはTDMを実施し, 腎機能をモニターすること[14]	3〜4 mg/kg, 48〜72 hr 毎（サンフォード）. エンピリック治療には他剤を選択すること. 本剤を使用する場合にはTDMを実施し, 尿量をモニターすること[14]	HD：1回 7.5 mg/kgを HD後に投与. CAPD：PD液1Lにつき 15〜20 mg 消失するため廃液量が8 L/日であるとすれば 160 mg/日を静注するとよいが, 個人差が大きいため TDM を実施する（サンフォード）. 尿量のある患者ではエンピリック治療には他剤を選択し, 本剤を使用する場合には TDM を実施すること[14]
						原因菌のMICが8 μg/mLの場合または重症感染症例[15]	20 mg/kg, 24 hr 毎[15]	15 mg/kg, 24 hr 毎[15]		15 mg/kg, 24 hr 毎[15]		15 mg/kg, 48 hr 毎[15]	12 mg/kg, 48 hr 毎[15]	10 mg/kg, 48 hr 毎[15]	5〜7.5 mg/kg, 透析後[15]
						原因菌のMICが ≦4 μg/mLの場合症または軽〜中等症感染症例[15]	15 mg/kg, 24 hr 毎[15]	12 mg/kg, 24 hr 毎[15]	7.5 mg/kg, 24 hr 毎[15]		4 mg/kg, 24 hr 毎[15]		7.5 mg/kg, 48 hr 毎[15]	4 mg/kg, 48 hr 毎[15]	5〜7.5 mg/kg, 透析後[15]
	●	イセパマイシン硫酸塩（ISP）[14]	イセパシン注/エクサシン注	○			8〜15 mg/kg, 24 hr 毎（サンフォード感染症治療ガイドによる）[14]			8 mg/kg, 24〜48 hr 毎, エンピリック治療には他剤を選択すること. 本剤を使用する場合にはTDMを実施し, 腎機能をモニターすること[14]		4〜8 mg/kg, 48〜72 hr 毎, エンピリック治療には他剤を選択すること. 本剤を使用する場合にはTDMを実施し, 腎機能をモニターすること[14]		8 mg/kg, 72〜96 hr 毎, エンピリック治療には他剤を選択し, 本剤を使用する場合にはTDMを実施し, 尿量をモニターすること[14]	8 mg/kg, 96 hr 毎. HD患者のある患者はHD日にはHD後に投与. 尿のある患者ではエンピリック治療には他剤を選択し, 本剤を使用する場合にはTDMを実施すること[14]

分類	薬剤名	●		○	用法用量の目安					HD/CAPD
アミノグリコシド系（初回投与量は減量しないこと、PK/PD理論から1日1回投与が推奨されるが感染性心内膜炎には1日2〜3回投与）	ゲンタマイシン硫酸塩（GM）[14)15)] ゲンタシン注	●		○	5.1〜7 mg/kg, 24 hr 毎（サンフォード感染治療ガイドによる）[14)]	2.5〜3.5 mg/kg, 24 hr 毎。エンピリック治療には他剤を選択すること。本剤を使用する場合にはTDMを実施し、腎機能をモニターすること[14)]	3〜4 mg/kg, 48 hr 毎。エンピリック治療には他剤を選択すること。本剤を使用する場合にはTDMを実施し、腎機能をモニターすること[14)]	2〜3 mg/kg, 72 hr 毎。エンピリック治療には他剤を選択すること。本剤を使用する場合にはTDMを実施し、腎機能をモニターすること[14)]	HD：1.7 mg/kg を負荷投与し、その半量を毎HD後 CAPD：無尿では0.6 mg/kg、尿量のある患者では0.75 mg/kg、1日1回静脈内投与。または無尿では8 mg/L、尿量のある患者では10 mg/L、1日1回バッグ内投与。エンピリック治療には他剤を選択し、本剤を使用する場合にはTDMを実施し、尿量をモニターすること[14)]
					原因菌のMIC 2 μg/mLの場合または重症感染症例[15)]	7 mg/kg, 24 hr 毎[15)]	5 mg/kg, 24 hr 毎[15)]	4 mg/kg, 24 hr 毎[15)]	4 mg/kg, 48 hr 毎[15)]	3 mg/kg, 48 hr 毎[15)]	2.5 mg/kg, 透析後[15)]
					原因菌のMIC ≦1 μg/mLの場合または軽症〜中等症感染症例[15)]	5 mg/kg, 24 hr 毎[15)]	4 mg/kg, 24 hr 毎[15)]	3.5 mg/kg, 24 hr 毎[15)]	4 mg/kg, 48 hr 毎[15)]	3 mg/kg, 48 hr 毎[15)]	2 mg/kg, 透析後[15)]
	トブラマイシン（TOB）[14)15)] トブラシン注	●		○	5.1〜7 mg/kg, 24 hr 毎（サンフォード感染治療ガイドによる）[14)]	2.5〜3.5 mg/kg, 24 hr 毎。エンピリック治療には他剤を選択すること。本剤を使用する場合にはTDMを実施し、腎機能をモニターすること[14)]	3〜4 mg/kg, 48 hr 毎。エンピリック治療には他剤を選択すること。本剤を使用する場合にはTDMを実施し、腎機能をモニターすること[14)]	2〜3 mg/kg, 72 hr 毎。エンピリック治療には他剤を選択すること。本剤を使用する場合にはTDMを実施し、腎機能をモニターすること[14)]	HD：1.7 mg/kg を負荷投与し、その半量を毎HD後 CAPD：無尿では0.6 mg/kg、尿量のある患者では0.75 mg/kg、1日1回静脈内投与。または無尿では8 mg/L、尿量のある患者では10 mg/L、1日1回バッグ内投与。エンピリック治療には他剤を選択し、本剤を使用する場合にはTDMを実施し、尿量をモニターすること[14)]
					原因菌のMIC 2 μg/mLの場合または重症感染症例[15)]	7 mg/kg, 24 hr 毎[15)]	5 mg/kg, 24 hr 毎[15)]	4 mg/kg, 24 hr 毎[15)]	4 mg/kg, 48 hr 毎[15)]	3 mg/kg, 48 hr 毎[15)]	2.5 mg/kg, 透析後[15)]
					原因菌のMIC ≦1 μg/mLの場合または軽症〜中等症感染症例[15)]	5 mg/kg, 24 hr 毎[15)]	4 mg/kg, 24 hr 毎[15)]	3.5 mg/kg, 24 hr 毎[15)]	2.5 mg/kg, 24 hr 毎[15)]	3 mg/kg, 48 hr 毎[15)]	2 mg/kg, 透析後[15)]

表I-26 つづき

分類	薬剤名		TDM	透析性	禁忌	腎障害	常用量 >80	GFR または CCr (mL/min) 70	60	中等度腎障害 50	40	30	重度腎障害 20	末期腎不全 10>	HD (血液透析) PD (腹膜透析)
	一般名	商品名(例)													
抗MRSA薬(初回投与量は減量しないこと)	アルベカシン硫酸塩 (ABK)[14)15)]	ハベカシン注	●	○		○	4 mg/kg, 24 hr毎(添付文書とは異なる推奨用法)[15)] または 初回 5.5〜6.0 mg/kg[15)]			腎毒性があるため、他剤を選択するが、使用せざるを得ない場合には初回 4 mg/kg投与後、2日目以降 3 mg/kg を 24 hr 毎 TDM を実施し、腎機能をモニターする[14)]			腎毒性があるため、他剤を選択するが、初回 4 mg/kg投与後、2日目以降 3 mg/kg を 24〜48 hr 毎に投与し TDM を実施し、腎機能をモニターする[14)]	腎毒性があるため、他剤を選択するが、初回 4 mg/kg投与後、2日目以降 3 mg/kg を 48 hr 毎に投与し TDM を実施し、腎機能をモニターする[14)]	HD: 初回 4 mg/kg、2回目以降 3 mg/kg 毎HD後、短期使用にとどめ、TDMを実施 CAPD: 初回 4 mg/kg、2回目以降 3 mg/kg を 48〜72 hr 毎、短期使用にとどめ、TDMを実施[14)]
	ダプトマイシン (DAP)[14)]	キュビシン静注用		×		○	1日1回 4〜6 mg/kg、24 hr 毎に 30 分かけて点滴静注[14)]						AUCが2倍に上昇するため 1回 4〜6 mg/kg を 48 時間おきに点滴静注[14)]	AUCが3倍に上昇するため、1回 4〜6 mg/kg を 48 時間おきに点滴静注(透析性は高くないと思われるが添付文書では透析患者の HD 日には HD 後に投与)[14)]	初日・2日目 800 mg分 2、3日目 6 mg/kg を透析後に投与し TDM を実施、CAPD腹膜炎では 1回 40 mgのパック内投与を 1日 2回を 1週間投与、さらに 1日 1回 40 mg のパック内投与を 1回 1週間投与する(Al-Wali W, et al : Dial Int 10 : 107-108, 1990)[14)]
	テイコプラニン (TEIC)[14)15)]	タゴシッド注	●	×		○	【1回 400 mg, 2回, ≧3日間を基本とした負荷投与】 初日・2・3日目、6 mg/kg (400 mg), 2回[15)] 【1回 600 mg を基本とした負荷投与】 初日 600 mg, 2回, 2日目 600 mg, 1回, 3日目 400 mg, 1回 または初日 10.0〜13.6 mg/kg (600〜800 mg), 2回, 2日目 10.0〜13.6 mg/kg (600〜800 mg), 1回, 3日目 400 mg, 1回 また初日 600 mg, 2回, 2・3日目 600 mg, 1回 または初日 10 mg/kg (600 mg), 3回, 2・3日目 400 mg, 1回 または初日・2日目 10〜12 mg/kg (600 mg), 2回, 3日目 10〜12 mg/kg (600 mg), 1回[15)]			初日 6 mg/kg, 2回, 2日目 6 mg/kg, 1〜2回, 3日目 6 mg/kg, 1回, 4〜7日目 3 mg/kg (4日目以降 4〜5 mg/kg, 1回, 隔日 (4日目 TDM)[15)]		初日 6 mg/kg, 2回, 2〜3日目 6 mg/kg, 1回, 4日目休薬, 5日目以降 3 mg/kg, 1回, 隔日 (4日目 TDM)[15)]	初日 6 mg/kg, 2回, 2〜3日目 6 mg/kg, 1回, 4日目休薬, 5日目以降 3 mg/kg, 1回, 隔日 (4日目 TDM)[15)]	初日・2日目 6 mg/kg, 2回, 3日目 6 mg/kg, 1回, 4日目以降 HD 後に 3〜6 mg/kg, 1回 (4日目 HD 前に TDM)[15)]

分類	薬剤	製剤		記号	通常				HD	PD
抗MRSA薬（初回投与量は減量しないこと）	テイコプラニン (TEIC)[14][15]	タゴシッド注	●	×	【1回 800 mg を基本とした負荷投与】 初日 12 mg/kg(800 mg)+6 mg/kg(400 mg)、2 日目 9 mg/kg(600 mg)+6 mg/kg(400 mg)、3 日目 6 mg/kg(400 mg)、2 回 または 初日 12 mg/kg(800 mg)、2 回、3 日目 12 mg/kg(800 mg)、1 回 または 初日、2 日目 12 mg/kg(800 mg)、2 回、以後 TDM 結果に基づいて設計[15]	初日、2 日目 6 mg/kg、2 回、3 日目 6 mg/kg、1～2 回、4 日目休薬、5 日目以降 4～5 mg/kg、隔日、1 回、(4 日目 TDM)[15]	初日 6 mg/kg、2 回、2 日目 6 mg/kg、1～2 回、3 日目 6 mg/kg、1 回、4 日目休薬、5 日目以降 3 mg/kg、1 回、隔日 (4 日目 TDM)[15]	初日、2 日目 6 mg/kg、2 回、3 日目 6 mg/kg、1 回、4 日目休薬、5 日目以降 3 mg/kg (800 mg)、1 回(4 日目 HD 前に TDM)[15]	初日、2 日目 6 mg/kg、2 回、3 日目 6 mg/kg、1 回、4 日目以降 HD 実施日に HD 後に 3～6 mg/kg、1 回(4 日目 HD 前に TDM)[15]	
抗MRSA薬（初回投与量は減量しないこと）	バンコマイシン塩酸塩 (VCM)[14][15]	塩酸バンコマイシン注／バンコマイシン注	●	△	【通常】 初回 25～30 mg/kg、1 回、以後 15～20 mg/kg、12 時間毎 【eGFR ≥120】初回 30 mg/kg、以後 20 mg/kg、2 回 【eGFR 90～119】初回 25 mg/kg、以後 15 mg/kg、2 回 【eGFR 80～89】初回 15 mg/kg、2 回 (いずれも 1 日 3 g 以上は慎重投与、1 日 4 g 上限)[15]	20 mg/kg、1 回[15]	15 mg/kg、1 回[15]	12.5 mg/kg、1 回[15]	適応としない[15]	初回 20～25 mg/kg を負荷投与後、24 hr 毎に 15 mg/kg または 12 hr 毎に 10 mg/kg を投与し TDM を実施[14]	初回 20～25 mg/kg、48 hr 毎に 10 mg/kg を投与し TDM を実施[14]	HD：初回 20～25 mg/kg、1 回、以後透析日に 7.5～10 mg/kg PD：無尿例では 15～30 mg/kg、5～7 日おきに腹腔内投与、無尿例では上記に 25% 増量[15]	HD：初回 20～25 mg/kg、HD 後に 7.5～10 mg/kg 投与し TDM を実施。PD 腹膜炎：CAPD では 5～7 日おきに腹腔内投与し、TDM を毎に腹腔内投与し、トラフ値 15 μg/mL 以上保つ (Perit Dial Int 30：19-29, 2010)。ただし尿量が 100 mL/日以上ある患者では 25% 増量して投与。非腹膜炎時：CCr<10 mL/min と同様[4]
サルファ剤	ST 合剤 (SMX 400 mg/TMP 80 mg)[14]	バクタ配合錠・顆粒/バクトラミン錠・顆粒		○	4 錠または 4 g (T 換算 320 mg) 分 2：ニューモシスチス肺炎予防には T 換算 4～8 mg/kg を分 2 で連日または週 3 日、ニューモシスチス肺炎治療には 9～12 錠または 9～12 g を分 3～4[14]	2～4 錠または 2～4 g (T 換算 160～320 mg) 分 2：ニューモシスチス肺炎予防には 1/2 錠または 1 錠 (g) を週 3 日、ニューモシスチス肺炎治療には常用量を 2 日間、その後 1/2 に減量[14]			2 錠または 2 g (T 換算 160 mg) 分 1：CCr<15 mL ではニューモシスチス肺炎予防には 1/2 錠または 1 錠 (g) を週 3 日、ニューモシスチス肺炎治療には常用量を 2 日目、その後 1 錠 (g)/日に減量。ガイドラインに示される 1 錠 (g)/日は推奨されない (Up to Date)[14]		
サルファ剤		バクトラミン注 (ニューモシスチス肺炎のみ適応)		○	12 A (T 換算 960 mg) 分 4[14]	6～12 A 分 2[14]			6 A (T 換算 480 mg) 分 1[14]		

表Ⅰ-26 つづき

分類	TDM	薬剤名 一般名	薬剤名 商品名(例)	透析性	禁忌	腎障害	常用量 >80	常用量 70	常用量 60	GFRまたはCCr (mL/min) 中等度腎障害 50	GFRまたはCCr (mL/min) 中等度腎障害 40	GFRまたはCCr (mL/min) 30	GFRまたはCCr (mL/min) 重度腎障害 20	GFRまたはCCr (mL/min) 末期腎不全 >10	HD(血液透析) PD(腹膜透析)
ニューキノロン系(初回投与量は減量しないこと、PK/PD理論から耐性化防止、殺菌力の増強には1日1回投与が推奨される)		パズフロキサシンメシル酸塩(PZFX)[14]	パシル点滴静注/パズクロス点滴静注	○		○	600〜1,000 mg 分2(敗血症、肺炎球菌による肺炎、重症・難治性の呼吸器感染症の二次感染に限る)の場合は1回2,000 mgを2回に分けて1時間かけて点滴静注[14]					20 mL/min ≦ CCr <3.0 mL/minでは1回500 mgを1日2回[14]	CCr <20 mL/minでは500 mgを1日1回[14]	1回300〜500 mgを48 hr毎、HD患者ではHD日にはHD後に投与[14]
		プルリフロキサシン(PUFX)[14]	スオード錠	×		○	400〜600 mg 分2[14]			1回200 mg、24 hr毎[14]				1回200 mg 48 hr毎[14]	
		レボフロキサシン水和物(LVFX)[14]	クラビット錠	△		○	500 mg 分1[14]			CCr 20 mL/min以上:初日500 mg 分1、以後250 mg 分1[14]			CCr 20 mL/min未満:初日500 mg 分1、3日目以降250 mgを2日に1回[14]		1回500 mg 分1、3日目以降250 mgを1日1回[14]
		レボフロキサシン(LVFX)[14]	クラビット点滴静注500 mg			○	500 mg、1日1回、60分かけて点滴静注[14]			初日500 mg 分1、以後250 mg 分1[14]			初日500 mg 分1、3日目以降250 mgを2日に1回[14]		
環状ペプチド系		ロメフロキサシン(LFLX)[14]	バレオン カプセル/錠 ロメバクトカプセル	×		○	100〜200 mg、1日2〜3回[14]			AUCが2倍に上昇しt1/2が1.5倍に延長するため1回100〜200 mgを12〜24 hr毎[14]					AUCが3.5倍に上昇しt1/2が2.4倍に延長し、腎外CLが63%低下する(Nolin TD, et al: Clin Pharmacol Ther 83: 898-903, 2008)ため、1回100〜200 mgを24 hr毎[14]
		コリスチンメタンスルホン酸[14]	コリスチン注	×		○	コリスチンとして2.5〜5 mg/kg/日、分2〜4、静脈内投与[14]			CCr >40〜75 mL/minで2.5〜3.8 mg/kg/日、分2(腎障害は早期に発現するので、投与開始3日前後で腎機能検査を実施することが望ましい)[14]			CCr 25〜40 mL/minで2.5 mg/kg/日を分1、CCr <25 mg/kg、分1(腎障害は早期に発現するので、投与開始3日前後で腎機能検査を実施することが望ましい)[14]		1.5 mg/kg/日、分1、HD患者ではHD後に投与(ただしVdが大きいため透析での除去率は高くないと予測される)[14]
抗結核薬(CCr >50 mL/minの用量は添付文書ではなく結核診療ガイドラインによる)		エタンブトール塩酸塩(EB)[14]	エサンブトール/エブトール	○			15 mg/kg/日を1日1回(最大750 mgで初期2か月は20 mg/kgまで最大1,000 mg)[14]			1回0.5 g、24〜36 hr毎[14]			1回0.25〜0.5 g、48 hr毎[14]	1回0.25〜0.5 g、48 hr毎[14]
	●	カナマイシン硫酸塩(KM)[14]	硫酸カナマイシン注	○		○	15 mg/kg、24 hr毎(サンフォード感染症治療ガイドによる)[14]			4〜7.5 mg/kg、24 hr毎(サンフォード)[14]			4〜7.5 mg/kg、48 hr毎(サンフォード)[14]	3〜4 mg/kg、48 hr毎(サンフォード)[14]	3 mg/kg、HD日にはHD後に投与(サンフォード)[14]
		サイクロセリン(CS)[14]	サイクロセリンカプセル	×		○	250 mg、1日2回[14]			1回250 mg、12〜24 hr毎[14]			1回250 mg、24 hr毎[14]	1回250 mg、24 hr毎[14]
	●	ストレプトマイシン硫酸塩(SM)[14]	硫酸ストレプトマイシン注	○		○	12〜15 mg/kg(サンフォード感染症治療ガイドによる)[14]			4〜7.5 mg/kg、24 hr毎(サンフォード)[14]			4〜7.5 mg/kg、24 hr毎(サンフォード)[14]	1回3 mg/kg毎または4 mg/kg、48 hr毎(サンフォード)[14]	1回3 mg/kg、72 hr毎、HD患者はHD後(サンフォード)[14]
		ピラジナミド(PZA)[14]	ピラジナミド原末				25 mg/kg/日、1回(最大1,500 mg;添付文書の用量では肝障害が起こりやすい)[14]			腎機能正常者と同じ[14]				1回25〜30 mg/kg、週3回投与[14]	1回25〜30 mg/kg、週3回投与[14]

(文献14, 15より引用, 一部改変)

表 I-27 KDIGO 分類

ステージ	Scr 基準	尿量基準
1	1.5〜1.9 倍の上昇 または 0.3 mg/dL 以上の増加	<0.5 mL/kg/時(6〜12 時間持続)
2	2〜2.9 倍の上昇	<0.5 mL/kg/時(12 時間以上持続)
3	3 倍以上の上昇 または 4 mg/dL または 腎代替療法開始 ※18 歳未満例は，eGFR が 35 mL/分/1.73 m² 未満	<0.3 mL/kg/時(24 時間持続) または 無尿(12 時間持続)

(文献 16 より引用)

2. 腎機能に応じた薬剤投与設計

抗菌薬のうち，β-ラクタム系薬であるセフタジジム(CAZ)，セフトリアキソン(CTRX)，キノロン系薬であるモキシフロキサシン(MFLX)，マクロライド系薬であるエリスロマイシン(EM)，CAM，アジスロマイシン(AZM)，テトラサイクリン系薬であるドキシサイクリン(DOXY)，ミノサイクリン(MINO)，その他としてクリンダマイシン(CLDM)，LZD，クロラムフェニコール(CP)，ピリメタミン，リファキシミン，イソニアジド(INH)，リファンピシン(RFP)，リファブチン(RBT)，リファペンチンは腎機能にかかわらず投与可能である．それ以外の主に腎から排泄される薬剤については，腎血流量や腎後性腎障害による腎排泄の影響を考慮した投与設計が必要である[14)15)](表 I-26).

初回投与量は腎機能正常者と同量で投与し，2 回目以降は腎機能に応じた投与量に調整する．薬剤によって推奨されている投与量が体重あたりの投与量の場合は，すでに計算式内に体重が加味されている Cockcroft-Gault 式は用いず，eGFR に基づく投与設計を行う．また，透析症例では一般的に血液透析(HD)，腹膜透析(PD)では Ccr が<10 mL/分に相当し，持続的腎代替療法(CRRT)では 10〜50 mL/分に相当する投与量が設計されるが，実際の投与の際は各薬剤の添付文書や指針などで確認した上で投与する．透析では抗菌薬の一部が除去されるため，透析時はなるべく透析後の投与がよい．

前述の換算式を用いることができるのは腎機能が安定した状態である場合である．すなわち，急性腎不全(acute renal failure；ARF)を含む急性腎障害(acute kidney injury；AKI)時には Cre が大きく変動しており，さらに Cre は血中では少し遅れて上昇するため，Cre が計算式に含まれている GFR では実際よりよい値に算出されてしまう．したがって Cre のみならず尿量も重視した投与設計が必要である AKI のステージ分類である KDIGO 分類を示す[16)](表 I-27)．乏尿や無尿では Ccr を<10 mL/分に推定する．特に腎毒性を有する薬剤は AKI の原因となる場合があり，投与中も腎障害の発現に注意が必要である．アミノグリコシド系薬は，糸球体で濾過され，近位尿細管上皮細胞で細胞内に取り込まれる．その後細胞内のライソソームに蓄積し，ライソソーム酵素の漏出により尿細管壊死が起こる．そのため 1 日 1 回投与が推奨される．バンコマイシン(VCM)ではトラフ値が 20 µg/mL 以上の場合は腎毒性の発現が高率となることから推奨されない[17)]．β-ラクタム系薬は急性尿細管間質性腎炎がみられる場合があるが，アレルギー性が主体と考えられている．

(山岸由佳，三鴨廣繁)

参考文献

1) Stevens JC, et al:Developmental expression of the major human hepatic CYP3A enzymes. J Pharmacol Exp Ther, 307(2):573-582, 2003.
2) Koukouritaki SB, et al:Developmental expression of human hepatic CYP2C9 and CYP2C19. J Pharmacol Exp Ther, 308(3):965-974, 2004.
3) Kanamori M, et al:Developmental changes in the liver weight- and body weight-normalized clearance of theophylline, phenytoin and cyclosporine in children. Int J Clin Pharmacol Ther, 40(11):485-492, 2002.
4) Johnson TN, et al:Changes in liver volume from birth to adulthood:a meta-analysis. Liver Transpl, 12(11):1481-1493, 2005.
5) U. S. Department of Health and Human Services Food and Drug Administration, et al:Guidance for Industry Pharmacokinetics in Patients with Impaired Hepatic Function:Study Design, Data Analysis, and Impact on Dosing and Labeling. 2003.(http://www.fda.gov/downloads/drugs/guidancecomplianceregulatoryinformation/gguidance/ucm072123.pdf)
6) Gilbert DN, et al:The Sanford guide to antimicrobial therapy 2015. 45th ed., Antimicrobial Therapy, 2015.
7) 加藤隆一:15 病態下における薬物動態.291-335,臨床薬物動態学 改訂第 4 版.南江堂,2009.
8) 厚生労働省:重篤副作用疾患別対応マニュアル薬物性肝障害(肝細胞障害型薬物性肝障害,胆汁うっ滞型薬物性肝障害,混合型薬物性肝障害,急性肝不全,薬物起因の他の肝疾患).2008.(http://www.pmda.go.jp/files/000145280.pdf)
9) Siber GR, et al:Pharmacokinetics of gentamicin in children and adults. J Infect Dis, 132(6):637-651, 1975.
10) 日本腎臓病学会:エビデンスに基づく CKD 診療ガイドライン 2013.xiii-xiv,東京医学社,2013.
11) Uemura O, et al:Age, gender, and body length effects on reference serum creatinine levels determined by an enzymatic method in Japanese children:a multicenter study. Clin Exp Nephrol, 15:694-699, 2011.
12) Schwartz GJ, et al:New equations to estimate GFR in children with CKD. J Am Soc Nephrol, 20:629-637, 2009.
13) Nagai T, et al:Creatinine-based equations to estimate glomerular filtration rate in Japanese children aged between 2 and 11 years old with chronic kidney disease. Clin Exp Nephrol, 17(6):877-881, 2013.
14) 日本腎臓病薬物学会:腎機能低下時に最も注意の必要な薬剤投与量一覧(2015 年改訂 26 版).(http://jsnp.org/docs/yakuzai_toyoryo.pdf)
15) 日本化学療法学会抗菌薬 TDM ガイドライン作成委員会,日本 TDM 学会 TDM ガイドライン策定委員会-抗菌薬領域-:抗菌薬 TDM ガイドライン 2015Executive summary. 2015.(www.chemotherapy.or.jp/notice/222.pdf)
16) Kidney Disease. Improving global outcome(KDIGO)Acute kidney injury work group:KDIGO clinical practice guideline for acute kidney int. Supple 2(1), 2012.(http://www.kdigo.org/clinical_practice_guidelines/pdf/KDIGO%20AKI%20Guideline.pdf)
17) Lodise TP, et al:Relationship between initial vancomycin concentration-time profile and nephrotoxicity among hospitalized patients. Clin Infect Dis, 49(4):507-514, 2009.

みみ・はな・のど感染症への上手な抗菌薬の使い方
—知りたい，知っておきたい，知っておくべき使い方—

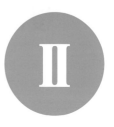

これだけは"知っておきたい"抗菌薬の使い方

II これだけは"知っておきたい"抗菌薬の使い方

1 慢性中耳炎

I はじめに

　慢性中耳炎は一般的に慢性化膿性（もしくは穿孔性）中耳炎と真珠腫性中耳炎に分類される．慢性中耳炎のすべてに手術が必要なわけではもちろんなく，多くの症例では保存的治療で寛解する．しかしそれはあくまで寛解であり，感染を繰り返したり病変が進行して，混合難聴が進行したり周囲の骨を破壊して合併症を引き起こす危険をはらんでいる．保存的治療を行う際には，手術をすればたちどころに完治するはずの症例が，漫然とした保存的治療によって患者に多くの負担を強いることを忘れてはならない．患者への負担には，病変の進行による機能損失ばかりではなく，長期にわたる通院治療にかかる時間的・医療経済学的負担も大きく含まれている．

　では，慢性中耳炎における抗菌薬を含む保存的加療の意義は何かと言うと，手術を前提とした術前・術後の管理である．真珠腫性中耳炎の治療の原則は手術加療であるし，慢性化膿性中耳炎でも可能な限り手術治療が望ましいが，術前・術後の保存的加療の意義は大きく，いかに感染を制御して最適な状態で手術につなげるかが重要である．保存的治療は手術成績を高める上でも重要な治療である．

　慢性中耳炎とは耳漏（耳からの分泌物）を繰り返し，難聴を伴う中耳の粘膜，骨の慢性炎症を生じた状態と定義される．かつては鼓膜に永久穿孔のあることが定義となっており，鼓膜の永久穿孔を伴うものを慢性中耳炎と呼称したが，鼓膜穿孔のない慢性中耳炎もあることから，8週間以上治癒しない中耳炎はすべて慢性中耳炎としての取り扱いが必要となる．このうち，慢性化膿性中耳炎は鼓膜に永久穿孔を認め，反復もしくは持続する耳漏を伴うことがある．耳漏などの活動性の炎症がある状態を慢性化膿性中耳炎の急性増悪と言い，抗菌薬をはじめとした保存的治療が行われる．一方，真珠腫性中耳炎では感染の急性増悪によって急激に周囲の骨破壊が進み合併症の危険が増すため手術治療が原則であることは言うまでもないが，感染・炎症の強い状態での手術は出血も多く，また中耳粘膜の腫脹も強いことから手術の難易度が高まり手術合併症の危険が増すばかりではなく，炎症肉芽に隠れた真珠腫母膜の取り残しなどによる再発のリスクも増加する．したがって，可能な限り術前の保存的加療で感染・炎症を抑えることが望まれる．

II 慢性中耳炎の原因菌

　慢性中耳炎では一般に鼓膜に穿孔があることから，外界から細菌が容易に侵入して感染が発症する．そのため，種々雑多な細菌が検出される．2012年の第5回耳鼻咽喉科領域感染症臨床分離菌全国サーベイランス[1]では，*Staphylococcus aureus*が38.0％と最多を占めており，1998年のサーベイランスにおける検出頻度49.2％や2007年の43.1％と比べるとやや減少傾向ではあるものの最多を示す値であった（図II-1）．*Streptococcus pneumoniae*はほとんど検出されず，*Haemophilus influenzae*はやや

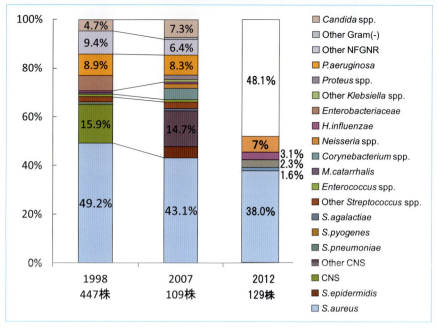

図Ⅱ-1 Transition of isolates from patients with chronic otitis media
(Suzuki K, et al : JIC, 2014.より引用)

検出頻度が増加した．また，*Pseudomonas aeruginosa* は以前と比べてやや減少しているが 8.3％検出されており，急性中耳炎とは極めて異なる検出菌構成であった．特に *S. aureus* の検出率はサーベイランス全体で高く，グラム陰性菌との混合感染も多かった．Methicillin-resistant *S. aureus*（MRSA）の検出率の増加傾向はないが，*S. aureus* の 25.9％は MRSA であり年々増加傾向がうかがえる．

Ⅲ 慢性中耳炎の保存的治療

　慢性中耳炎の保存的治療には，抗菌薬の局所投与，全身投与，洗浄などの局所処置が挙げられる．急性増悪を繰り返して感染のたびに抗菌薬を漫然と使用された症例では，耐性菌や真菌感染の関与が高まり保存的治療の効果はより限定的となるが，それまであまり感染を繰り返してはいない症例では，局所投与の抗菌薬（点耳薬）だけで寛解する場合も多い．*P. aeruginosa* 検出例では，ニューキノロン系点耳薬も全身的影響が少ないことより，小児においても広く用いられている．MRSA 検出例では髄膜炎などの重症感染症の合併が疑われる場合や，手術前後で強く感染コントロールが望まれる場合を除いて，バンコマイシン（以下，VCM），テイコプラニン（TEIC），アルベカシン（以下，ABK）などの抗 MRSA 用注射薬を使用する必要はない．

1. 耳鼻科用点耳薬（抗菌薬を含む）

- 点耳薬には抗菌薬と副腎皮質ステロイド薬が市販されている．慢性化膿性中耳炎の急性増悪期や残存鼓膜の鼓膜炎に使用されるが，他にも急性外耳道炎や鼓膜穿孔のある急性中耳炎においても，これらを併用して使用されることが多い．
- 局所に高濃度の薬液の投与が可能で，全身的な副作用も少ないが，長期連用は耐性菌への菌交代や真菌の発生をみることがあるので，2 週間以上（最大 4 週間）の連用は避けるべきである．
- 点耳薬による治療を 2 週間継続しても無効の場合には，再度細菌培養検査を施行するとともに，薬

剤を変更するか一旦は点耳薬の使用を中止して，洗浄などの局所処置のみ継続する．

1）点耳薬の種類
- 抗菌薬としては，ニューキノロン系のオフロキサシン（以下，OFLX），塩酸ロメフロキサシン（以下，LFLX），セフェム系のセフメノキシム（以下，CMX），ホスホマイシン系のホスホマイシン（以下，FOM）がある．
- 副腎皮質ステロイドとしては，リン酸ベタメタゾンナトリウムとリン酸デキサメタゾンナトリウムがある．

2）使用上の注意
- 現在使用されている上記の点耳薬は，耳毒性がないことがわかっており，また全身的な副作用も少ないが，過去に使用されていたクロラムフェニコール（CP）やアミノ配糖体系などの点耳薬は，内耳毒性があるため使用してはならない．ステロイド点耳薬として用いられていた硫酸フラジオマイシン・ベタメタゾンリン酸エステルナトリウム配合剤は，強い内耳毒性があるため中耳炎は適応から禁忌へ添付文書が変更され，鼓膜穿孔のある耳には使用禁忌であるため，点耳療法そのものが適応から除外された．
- 長期連用は避け，2週間以内（最大でも4週間以内）の投与が望ましい．
- 点耳液は冷たいままで点耳すると，「めまい」を起こすことがあるため，できるだけ体温に近い状態で点耳する．汚染を防ぐため容器の先端が直接耳に触れないよう注意して点耳する．

3）点耳薬の使い分け
- 抗菌薬の3系統のうち，ニューキノロン系，セフェム系は殺菌的であるのに対して，ホスホマイシンは静菌的な抗菌作用を示す．FOM点耳薬は前2薬剤が無効な場合や慢性の状態において有効な場合がある．

4）選び方・使い方
(1) ニューキノロン系抗菌薬点耳薬：OFLX，LFLX

　強い殺菌作用をもち，調整後比較的長期の常温保存が可能．LFLX点耳液では1回使い切りの個包製剤があり，保存薬剤の汚染の心配がなく，長期保存も可能である．

(2) セフェム系抗菌薬点耳薬：CMX

　ペニシリン系抗菌薬に対して過敏症の既往のある患者では，ショックがあらわれる恐れがあるため慎重投与となっている．調整後は冷所に保存し，7日以内に使用することとされており，調整後の保存期間が同効薬剤では最も短い．

(3) ホスホマイシン系抗菌薬点耳薬：FOM

　第一選択薬として用いられることは少ないが，上記の3剤で無効な場合などの難治例で，有効性を認めることがある．FOMは細胞壁合成阻害薬として作用する抗菌薬であり，単独投与での治療効果は他の系統の点耳薬に比べて弱い．しかし他の抗菌薬との併用により強い抗菌効果を発揮することが知られている．FOMは経口薬もあるが，経口投与よりも点耳局所投与の方が高濃度に中耳粘膜に移行するので効果的である．調整後は冷所に保存し，14日以内に使用する．

2．経口抗菌薬

　先に述べたように，慢性中耳炎の起因菌として *S. aureus* と *P. aeruginosa* が重要であるが，難治例では耐性株の関与を疑って治療にあたるべきである．

　経口抗菌薬の第一選択は，ニューキノロン系抗菌薬である．ニューキノロン系抗菌薬は細菌のDNA

合成を阻害し，その作用は殺菌的であるとともに良好な組織移行性を示す．グラム陽性菌，グラム陰性菌ともに有効であり，S. aureus や P. aeruginosa に対しても良好な感受性を示す．

①ガレノキサシン(GRNX) 400 mg，分1
②レボフロキサシン(LVFX) 500 mg，分1
③トスフロキサシン(以下，TFLX) 300 mg，分1(添付文書では，1回150 mgを1日2～3回となっているが，ニューキノロン系抗菌薬の殺菌効果は濃度依存的であるので，1日1回の投与として1回投与量を多くすることが重要であり1日1回投与が望ましい)
④TFLX 細粒　1日12 mg/kg，分2

TFLX は小児の中耳炎に対しても適応が認められている薬剤である．

その他の系統の抗菌薬として挙げられるのは，ペニシリン系のクラブラン酸/アモキシシリン(CVA/AMPC)，スルタミシリン(以下，SBT/ABPC)，あるいはセフェム系のセフジトレン(CDTR-PI)，セフテラム(以下，CFTM-PI)，セフジニル(CFDN)などである．

抗菌薬の全身投与で気をつけることは，1週間以内に効果がみられない場合には，薬剤感受性検査の結果を参考に抗菌薬を変更すべきということである．漫然とした同一薬剤の投与は耐性菌の誘導に繋がる．経口抗菌薬では無効な場合には，耐性菌の関与も疑い細菌培養検査を再提出すべきである．重症例ではペニシリン系薬，セフェム系薬，カルバペネム系薬の注射薬を用いざるを得ない場合もあるが，慢性化膿性中耳炎で単に耳漏が止まらない時，特に MRSA や耐性緑膿菌などの薬剤感受性の低い細菌が起因菌となっているような場合には，一旦抗菌薬の投与をすべて中止して洗浄などの局所処置のみを続け，菌交代が起こるのを待つほうが良いこともある．局所の洗浄においては，ポビドンヨード5～10倍希釈液やピオクタニン5～10倍希釈液による洗浄後に，10分間の耳浴を行う．

MRSA 中耳炎では，重症感染症の合併症例や，周術期の感染コントロールが必要な場合には，抗MRSA 薬の投与が必要となることがある．VCM は抗菌力が弱く組織移行性も十分ではないため，長期に連用しても十分な除菌効果が得られにくい．さらに vancomycin-resistant S. aureus(VRSA)などの誘導も懸念される．ABK は VCM より強い抗菌力を有するものの，耐性菌も多いことが知られている．これらの薬剤は重症感染例に限局して使用されるべきものであろう．

MRSA に対しては，単剤で100％有効な抗菌薬は存在しないことから，各抗菌薬の作用機序を考慮して効果的な抗菌薬併用療法が有効なこともある．

⑤ニューキノロン系抗菌薬＋FOM 点耳薬
⑥SBT/ABPC＋ABK

IV　まとめ

慢性の鼓膜穿孔を認め，持続性もしくは反復性に耳漏が継続する症例(慢性化膿性中耳炎)では，耳漏が出ている急性増悪期には，抗菌薬を主体とした保存的加療の適応となる．しかしながら，慢性中耳炎の多くの症例では，手術的加療によって耳漏の停止と聴力などの機能改善が望めることから，いたずらに保存的加療で時間を浪費し，病態を長引かせ，さらに悪化させるようなことのないように，適切なタイミングを見計らって手術に踏み切るべきである．特に真珠腫性中耳炎や進行性の癒着性中耳炎では周囲の骨の破壊が進むばかりではなく，回復不能の感音難聴などの内耳障害，顔面神経麻痺などの合併症，進行すると頭蓋内合併症が引き起こされる危険がある．慢性中耳炎に対する保存的加

療の原則は，あくまで手術を前提とした消炎治療であり，一旦炎症が治まり中耳，鼓膜の乾燥化が得られれば，速やかに手術治療にて根治を目指すべきである．

（伊藤真人）

参考文献

1) 鈴木賢二ほか：第5回耳鼻咽喉科領域感染症臨床分離菌全国サーベイランス結果報告．日耳鼻感染症・エアロゾル会誌，3(1)：5-19，2015．

II これだけは"知っておきたい"抗菌薬の使い方

2 慢性鼻副鼻腔炎

I 成因と病態

　副鼻腔炎は副鼻腔の炎症により鼻閉，鼻漏，後鼻漏，咳嗽といった呼吸器症状を呈する疾患で，頭痛，頬部痛，嗅覚障害を伴う疾患と定義される[1]．副鼻腔炎が鼻炎に引き続き生じることから欧米では鼻副鼻腔炎（rhinosinusitis）の用語が用いられるが，日本では副鼻腔炎（sinusitis）という病名が一般に用いられる．経過から発症後1か月以内で症状が消失する急性副鼻腔炎と，3か月以上持続する慢性副鼻腔炎に大別される．治療を効率的に行うには，病態の理解が必要である．

1. 成因

　慢性副鼻腔炎は急性副鼻腔炎から移行するが，慢性化する成因には以下の要因が考えられる（図Ⅱ-2）．

1）感染的要因

　ウイルスおよび細菌感染による急性副鼻腔炎の反復，遷延化が起こる．また，副鼻腔の嫌気的な環境では，真菌の発育が促されて副鼻腔真菌症を生じる．

2）局所解剖学的要因

　上顎洞，前頭洞，前篩骨蜂巣が開口する中鼻道自然口ルート（ostiomeatal complex；OMC）は中鼻甲介の肥大や弯曲，鉤状突起の突出などの形態異常，粘膜肥厚などの病変で狭窄や閉塞が生じやすく，副鼻腔の換気や粘液調節機能を障害する．また鼻副鼻腔粘膜における粘液線毛系は，気道防御機能として重要である．隣接する組織（上顎歯根部など）に遷延した炎症が副鼻腔へ波及することもある．

3）アレルギー要因

　主にⅠ型のアレルギー反応によって自然口の閉鎖が生じることや，アレルギー性炎症が副鼻腔へ波及する．

4）環境的要因

　食生活の欧米化，抗菌薬の開発，環境の汚染などによってアレルギーの発症要因や薬剤耐性菌の増加が助長され，副鼻腔炎の成因に関与すると考えられている．

5）遺伝的要因

　慢性副鼻腔炎の原因として遺伝的要因は確立されていない．しかし，小児の慢性副鼻腔炎では，健常者と比較して親の副鼻腔炎罹患率が高い．また両親の一方が副鼻腔炎の場合，その子への副鼻腔炎の出現率は約60％であり，両親ともに副鼻腔炎であれば子の出現率はより高率（約83％）と報告される[1]．また副鼻腔気管支症候群は，HLA-B54との相関が強い．

2. 病態

　上記要因によって，鼻副鼻腔粘膜の分泌亢進，線毛機能の低下，粘膜腫脹による副鼻腔自然口の狭窄〜閉塞が生じ，排泄・換気障害をきたす．分泌液の量的および質的変化は副鼻腔貯留液の排泄障害に拍車をかける．貯留液中の細菌菌体成分や免疫複合体は，補体系や炎症性サイトカインのネット

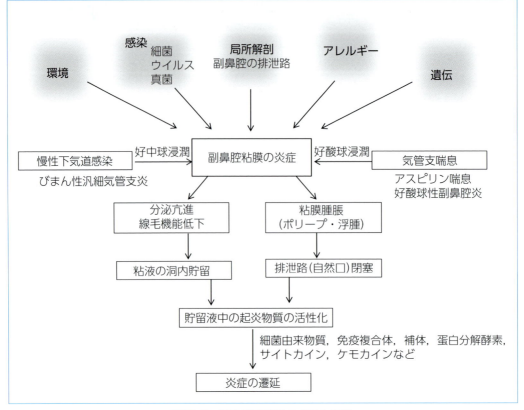

図Ⅱ-2　慢性副鼻腔炎の成因と病態

(文献1より引用，改変)

ワークを活性化して炎症が慢性化する．また，ケモカインは炎症部位への種々の白血球の浸潤を誘導する．これらの反応が炎症を遷延させ慢性副鼻腔炎となる(図Ⅱ-2)．

Ⅱ 症状と診断

1．臨床症状

粘(膿)性鼻漏，後鼻漏，鼻閉，頬重感，頭痛・頭重感，湿性咳嗽，嗅覚障害などを生じる．

2．診　断

1）問　診

発症時期と症状の程度，急性期か慢性期かを判断する．症状を推察するのに臨床スコアリング[1]，アンケート[2]は有用である．嗅覚障害の評価は，日常のにおいアンケート[3]が有用である．アレルギー歴，気管支喘息の有無，喫煙の有無，鼻手術の既往の有無について詳細に問診する．

2）内視鏡検査

粘膜全体の色調，腫脹の状態やその程度を観察する．特に中鼻道の粘液性・膿性分泌物の排泄や貯留，中鼻道あるいは上鼻道の粘膜腫脹・鼻茸形成は慢性副鼻腔炎に特徴的である(図Ⅱ-3)．

3）画像検査

X線検査は重要であり，一般的にはWaters法とCaldwell法の2方向の撮影を行い副鼻腔の陰影の有無を確認する．慢性副鼻腔炎の病変部位や程度の精査および手術用の局所解剖所見の確認として3方向(軸位断，冠状断，矢状断)CT検査が必要で，特に冠状断が有用である(図Ⅱ-4)．片側性病変で

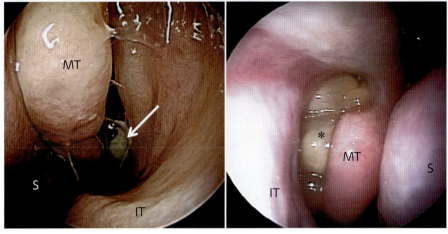

図Ⅱ-3　内視鏡所見
a：24歳，女性．左中鼻道に膿性鼻汁（→）の排泄を認める．
b：48歳，男性．好酸球性副鼻腔炎．右中鼻道にポリープ（*）を認める．
IT：下鼻甲介，MT：中鼻甲介，S：鼻中隔

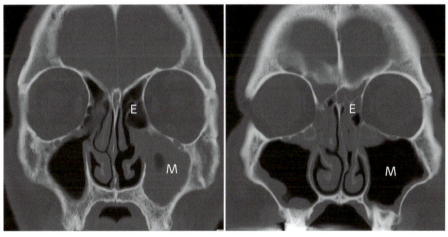

図Ⅱ-4　副鼻腔CT（冠状断）
a：24歳，女性．片側性の慢性副鼻腔炎．上顎洞（M）優位の病変（E/M<1）
b：48歳，男性．好酸球性副鼻腔炎．篩骨洞（E）優位の病変（E/M>1）
M：上顎洞，E：篩骨洞

は，真菌症や腫瘍などの鑑別が必要であり，必要に応じてMRI検査を併用する．慢性副鼻腔炎の重症度の評価としてLund-Mackay systemによるCT画像スコアリングが推奨され広く使われている[1]．

4）菌検査

1998年の第2回サーベイランス[4]において慢性副鼻腔炎の臨床分離菌は*Staphylococcus aureus*が26.5%と最も多く検出され，ついで*Streptococcus pneumoniae*が13.4%，*Haemophilus influenzae*が12.8%と報告されており，この3菌種で50%以上を占めており慢性副鼻腔炎の病原菌として重要である．2007年の第4回サーベイランス[5]での検出率は*S. aureus* 12.6%，*S. pneumoniae* 9.2%，*H. influenzae* 11.8%といずれも低下傾向を示した（表Ⅱ-1）．耐性菌に関しては，methicillin-resistant *S. aureus*（MRSA）株は16.2%と横ばいであり，penicillin intermediate *S. pneumoniae*（PISP）株が33.3%，penicillin resistant *S. pneumoniae*（PRSP）が12.8%とやや減少傾向がみられた．一方，*H. influenzae*では，β-lactamase negative ampicillin resistance（BLNAR）とβ-lactamase positive ampicillin resistance（BLPAR）を合わせた耐性株は58.7%と増加がみられた．

表Ⅱ-1 慢性副鼻腔炎の起炎菌内訳

Organism \ Year	1998 n	1998 %	2007 n	2007 %
S. aureus	97	26.5%	15	12.6%
CNS	46	12.6%	20	16.8%
S. pneumoniae	49	13.4%	11	9.2%
S. pyogenes	7	1.9%	3	2.5%
other Streptococcus spp.	10	2.7%	20	16.8%
Enterococcus spp.	3	0.8%		
M. (B.) catarrhalis	20	5.5%	8	6.7%
H. influenzae	47	12.8%	14	11.8%
other Haemophilus spp.	4	1.1%	2	1.7%
Enterobacteriaceae	41	11.2%	1	0.8%
P. aeruginosa	19	5.2%	2	1.7%
other NFGNR	22	6.0%	6	5.0%
Peptostreptococcus spp.			3	2.5%
Fusobacterium spp.			1	0.8%
Prevotella spp.			2	1.7%
Candida spp.			1	0.8%
others	1	0.3%	10	8.3%
Total	366	100%	119	100%

CNS；coagulase negative staphylococci
NFGNR；non-fermenting Gram-negative rods

（文献5より引用）

また当科の片側性副鼻腔炎の検討[6]では，術中に採取した検体(58例)の培養検査による検出菌の内訳は，*Staphylococcus epidermidis* 23例：39.7%，口腔内常在菌12例：20.7%，*S. aureus* 10例：17.2%（うちMRSA 2例：3.4%），真菌5例：8.6%（うち*Aspergillus* spp. 2例：3.4%）と多く，*S. pneumoniae*は0%，*H. influenzae* 1例(1.7%)であった．5例(8.6%)は菌培養が陰性であった．

Ⅲ 治療

まず薬物治療，局所治療(ネブライザー，自然口開大処置など)による保存的治療が行われ，これらに抵抗するものは手術治療(内視鏡下副鼻腔手術，endoscopic sinus surgery；ESS)の適応となる[1)2)]．

1．薬物療法

薬物療法として抗菌薬，抗アレルギー薬，副腎皮質ステロイド薬(以下，ステロイド薬)，気道粘液調整薬，消炎酵素薬，漢方薬が投与されることが多い[1)]．

1）マクロライド療法

1984年に工藤ら[7)]によりびまん性汎細気管支炎(diffuse panbronchiolitis；DPB)に対するエリスロマイシン(以下，EM)を用いた少量長期投与療法(マクロライド療法)の有効性が報告された．その後，慢性副鼻腔炎に対してもマクロライド療法が応用され，12週程度の14員環マクロライド系抗菌薬(EM，クラリスロマイシン(以下，CAM)，ロキシスロマイシン(以下，RXM))の少量長期投与は，すぐれた臨床効果をもつことが報告された[8)9)]．

マクロライド療法の有効性は，マクロライド本来の抗菌作用ではなく，抗炎症作用，免疫調節作用，粘液過剰分泌抑制作用などによると考えられており，さらに最近の研究によってバイオフィルム形成

表Ⅱ-2 マクロライド療法の要点

使用薬剤	14員環マクロライド系抗菌薬(EM・CAM・RXM)
適応となる副鼻腔炎のタイプ	過分泌症状が顕著な慢性副鼻腔炎および手術療法後の慢性副鼻腔炎
1日投与量	原則として常用量の半量とする．ただし，以下のような投与法も念頭におく． 1) 臨床症状が強い場合，常用量で投与開始し，経過に応じて半量に減量する． 2) 急性増悪時は常用量を投与する．あるいは他の抗菌薬に変更する．
投与期間	原則として3か月を目安とする． 短期間でも効果が明らかであれば投与終了できる． 3か月で無効なら速やかに他の治療法に変更する．
効果判定	原則として自覚症状の改善を重視する． 自覚症状と画像所見は必ずしも一致しない．
効果不十分な病態	1) 大きな鼻茸を有し，中鼻道が高度に閉塞している症例 2) Ⅰ型アレルギー性炎症が主体である症例 3) 気管支喘息を合併している症例 4) 好酸球性副鼻腔炎症例
他の治療法との併用	鼻処置，副鼻腔自然口開大処置，ネブライザー療法などを併用するとマクロライド療法の有効性が高まる．
臨床上の留意点	抗アレルギー薬など，他剤と併用する際には薬物相互作用に留意する．

(文献1より引用，改変)

抑制作用，グルココルチコイド産生増強作用，細胞外マトリックス分解酵素産生抑制作用も報告されている[1]．14員環マクロライド薬で認められるこれらの作用は，16員環マクロライド薬では認められない．
　マクロライド療法の要点を以下に示す(表Ⅱ-2)．

(1) 投与薬剤

　14員環マクロライド薬(EM, CAM, RXM)を原則として常用量の半量で投与する．症状に応じて，常用量への増量や他の抗菌薬へ変更する．

(2) 投与期間

　原則3か月を目安とし，短期間でも効果が明らかであれば投与終了できる．3か月で無効なら速やかに他の治療法に変更する．

(3) 効果判定

　画像所見と自覚症状が一致しないことがあり，原則として自覚症状(鼻漏，後鼻漏)の改善を指標にする．鼻漏，後鼻漏の症状が持続的にある過分泌タイプの症例に対して，より有効性が期待できる．鼻茸などで中鼻道自然口ルートが高度に閉塞されている副鼻腔炎に対する効果は，著効例では鼻茸は著しく縮小する例も認められるが，多くの症例では鼻茸が消失するまでに至ることは少ない．
　アレルギー性鼻炎ではX線にて上顎洞に限局した境界明瞭のcystic shadowを認めることがあり，これに対してマクロライド療法を漫然と投与しないよう注意する．また気管支喘息の合併症例，好酸球性副鼻腔炎の症例でもマクロライド療法は期待できない．

(4) 副作用

　マクロライド薬は肝臓で代謝されるために肝機能への影響が問題とされるが，これまでに副作用の報告は少ない．しかし，EMやCAMはCYP3A4を阻害するため，CYP3A4により代謝される他の薬剤を併用すると有害事象が生じる可能性があり，年齢や全身状態にも注意する(表Ⅱ-3)．また，グレープフルーツに含まれるフラノクマリン誘導体がCYP3A4の阻害作用を引き起こすと考えられており，グレープフルーツ(ジュース)関連食品の摂取は控えるように指導する．

2) ほかの抗菌薬(レスピラトリーキノロンほか)

　慢性副鼻腔炎の急性増悪時は，急性鼻副鼻腔炎診療ガイドライン[10]に準じて，検出菌の薬剤感受性

表Ⅱ-3　14員環マクロライド薬の薬物相互作用

	併用薬	EM	CAM	RXM
耳鼻科で使用	**抗アレルギー薬** 　テルフェナジン 　アステミゾール 　エバスチン 　プランルカスト	禁忌 禁忌 慎重投与(減量など) 注意	禁忌 ? ? 注意	— — — —
	気管支拡張薬 　テオフィリン	慎重投与(減量など)	異常を認めれば 直ちに両剤中止	注意
合併疾患の治療で使用	**循環器官用剤** 　ジソピラミド 　フェロジピン 　ワルファリン 　ジゴキシン 　エルゴタミン含有製剤	慎重投与(減量など) 慎重投与(減量など) 慎重投与(減量など) 慎重投与(減量など) 慎重投与(減量など)	異常を認めれば 両剤中止 ? — 異常を認めれば 減量もしくは両剤中止 ?	— — 注意 — 注意

(文献9より引用)

を考慮した上で，アモキシシリン(以下，AMPC)，アンピシリン(以下，ABPC)，セフジトレンピボキシル(以下，CDTR-PI)，セフカペンピボキシル(以下，CFPN-PI)，セフテラムピボキシル(以下，CFTM-PI)，レボフロキサシン(以下，LVFX)，ガレノキサシン(以下，GRNX)，モキシフロキサシン(以下，MFLX)，シタフロキサシン(以下，STFX)，アジスロマイシン(以下，AZM)を選択する．また当科の検討では，プルリフロキサシン(PUFX)投与も，自覚症状が85％，鼻内所見が90％改善し，有効であると考えられた[11]．

3) 抗アレルギー薬

アレルギー性鼻炎の合併があれば，鼻アレルギー診療ガイドライン[12]に準じて抗アレルギー薬や鼻噴霧用ステロイド薬を投与する．

4) 気道粘液調整薬

粘液の粘稠度を低下させる作用，また気道粘膜の正常化を図る作用を有するカルボシステインが広く使用されている[1]．

5) 消炎酵素薬

抗菌・抗ウイルス作用，粘液分解作用，浮腫の抑制作用，抗炎症作用などの作用を有する塩化リゾチームを用いる[1]．卵アレルギーに注意する．

6) 漢方薬

葛根湯加川芎辛夷，荊芥連翹湯，辛夷清肺湯が多く使用されている[1]．ただし二重盲検試験での有用性を示す報告がなく，エビデンスは低い．

2. 手術療法(内視鏡下副鼻腔手術；ESS)

鼻茸があれば切除して，篩骨洞を開放しOMCを開大し各洞を広く開放し単洞化させ，換気と排泄機能を促し，洞内の病的粘膜を正常化させる．鼻中隔弯曲の矯正，鼻甲介蜂巣の処理など鼻腔形態の矯正を必要に応じて同時に行う．嗅覚障害症例には，上鼻道開放，蝶形骨洞開放，嗅裂ポリープ切除を行い嗅裂部の通気性を確保させる．鼻甲介は必要以上に切除しない．

ESSは術後の治療も非常に重要である．術後管理の要点は，血液や痂皮の除去などの洞内の清掃や分泌物吸引後のネブライザー治療，術後マクロライド療法(3〜6か月)，不良肉芽の除去，開口部の狭小化や閉鎖に対する治療(最低1年以上)である．術後マクロライド療法は副鼻腔の病的粘膜の正常化

表Ⅱ-4　好酸球性副鼻腔炎の診断基準

①両側：	3点
②鼻茸：	2点
③篩骨洞優位の陰影：	2点
④末梢血好酸球(%)：	
2<Eo≦5	4点
5<Eo≦10	8点
10<	10点
JESRECスコア合計(①〜④)：11点以上を示し，鼻茸組織中好酸球数(400倍視野)70個以上存在した場合を確定診断とする．	

Eo：末梢血好酸球
JESREC；Japanese Epidemiological Survey of Refractory Eosinophilic Chronic Rhinosinusitis
(文献15より引用)

を促進させると考えられ，Nakamuraら[13]の報告ではCAMを6か月投与することで十分な粘膜再生が促され，より良好な長期予後が報告されており，鼻漏や後鼻漏を有する過分泌タイプの症例では術後もマクロライド療法を6か月行うことが望ましい．

Ⅳ　好酸球性副鼻腔炎

1．病態・症状・診断

　マクロライド療法とESSによって，慢性化膿性副鼻腔炎の治療成績は著しく向上してきた．その一方で，易再発性の鼻茸や副鼻腔粘膜への著しい好酸球の浸潤，高頻度に成人発症の気管支喘息を合併する難治性の慢性副鼻腔炎が注目され，2001年に好酸球性副鼻腔炎として提唱された[14]．特徴的な症状として，にかわ状粘性鼻汁(好酸球性ムチン)，多発性の鼻茸による高度な鼻閉，早期からの嗅覚障害などがあり，患者のQOLを著しく低下させる．2015年7月1日から厚生労働省指定難病となっている．藤枝ら[15]の報告による好酸球性副鼻腔炎の診断基準を示す(表Ⅱ-4)．

2．治　療

　薬物治療，局所処置，ESSを組み合わせて治療を行う．マクロライド療法には抵抗性(表Ⅱ-2)で，経口ステロイド薬の投与が有効とされる[16]．好酸球性副鼻腔炎に対するESSは，鼻茸を除去し嗅裂部を広げ汎副鼻腔を大きく単洞化させて，術後管理がしやすい鼻副鼻腔形態にすることが重要になる．術前のステロイド薬使用は，術中の出血量を減少させ手術時間を短縮でき効果的とされる[17]．当科では術前に経口ステロイド薬(プレドニゾロン5〜20 mg/日)を1週間投与している．術後の治療も非常に重要で，鼻洗浄および鼻噴霧用ステロイド薬を基本とする．状態に応じて経口ステロイド薬(プレドニゾロン5〜30 mg/日)やロイコトリエン受容体拮抗薬などを追加する．特に経口ステロイド薬は，末梢血好酸球の活性を抑え，気管支喘息合併例も有意に再発を抑えるため有用である[18]．

　好酸球性副鼻腔炎の急性増悪時も，非好酸球性副鼻腔炎と同様に急性鼻副鼻腔炎のガイドライン[10]に準じ，薬剤感受性を考慮した上で，ペニシリン系抗菌薬(AMPC，ABPCなど)，セフェム系抗菌薬(CDTR-PI，CFPN-PI，CFTM-PIなど)，レスピラトリーキノロン(LVFX，GRNX，MFLX，STFXなど)，マクロライド系抗菌薬(AZM)を選択する．これらに加えて局所あるいは経口ステロイド薬の併用も有用である．

(都築建三，橋本健吾，阪上雅史)

参考文献

1) 日本鼻科学会副鼻腔炎診療の手引き作成委員会：日本鼻科学会（編）：1-86，副鼻腔炎診療の手引き．金原出版，2007．
2) 春名眞一ほか：慢性副鼻腔炎に対する内視鏡下副鼻腔手術―新たな手術分類とその評価―．日鼻誌，52(2)：143-157，2013．
3) Takebayashi H, et al：Clinical availability of a self-administered odor questionnaire for patients with olfactory disorders. Auris Nasus Larynx, 38(1)：65-72, 2011.
4) 馬場駿吉ほか：第2回全国耳鼻咽喉科領域感染症臨床分離菌全国サーベイランス結果報告．日耳鼻感染症研会誌，18(1)：48-63，2000．
5) 鈴木賢二ほか：第4回耳鼻咽喉科領域感染症臨床分離菌全国サーベイランス結果報告．日耳鼻感染症研会誌，26(1)：15-26，2008．
6) 児島雄介ほか：片側性副鼻腔炎手術症例の検討．日耳鼻感染症研会誌，30：37-40，2012．
7) 工藤翔二ほか：びまん性汎細気管支炎に対するマクロライド系抗生剤の少量長期投与の臨床効果．日胸疾患会誌，22(増)：254，1984．
8) Fokkens WJ, et al：European position paper on rhinosinusitis and nasal polyps 2012. Rhinology, 50：148-152, 2012.
9) 大山　勝ほか：副鼻腔炎に対するマクロライド療法の現状．耳鼻臨床，92(6)：571-582，1999．
10) 日本鼻科学会：急性副鼻腔炎診療ガイドライン．日鼻誌，53(2)：27-84，2014．
11) 深澤啓二郎ほか：副鼻腔炎における細菌学的検討およびprulifloxacin(スオード®)の臨床効果．新薬と臨床，56(4)：437-442，2007．
12) 鼻アレルギー診療ガイドライン作成委員会：60-63，鼻アレルギー診療ガイドライン―通年性鼻炎と花粉症―2013年版．ライフ・サイエンス，2013．
13) Nakamura Y, et al：Optimal duration of macrolide treatment for chronic sinusitis after endoscopic sinus surgery. Auris Nasus Larynx, 40(4)：366-372, 2013.
14) 春名眞一ほか：好酸球性副鼻腔炎(Eosinophilic sinusitis)．耳展，44(3)：195-201，2001．
15) 藤枝重治ほか：好酸球性副鼻腔炎(JESREC study)．アレルギー，64：38-45，2015．
16) 春名眞一ほか：鼻茸を伴う慢性副鼻腔炎における上皮細胞障害について―Eosinophil cationic proteinとの関連について―．日鼻誌，39(4)：352-358，2000．
17) Sieskiewicz A, et al：Preoperative corticosteroid oral therapy and intraoperative bleeding during functional endoscopic sinus surgery in patients with severe nasal polyposis：a preliminary investigation. Ann Otol Rhinol Laryngol, 115(7)：490-494, 2006.
18) 吉福孝介ほか：好酸球性副鼻腔炎に対する経口ステロイド薬の有用性．耳鼻臨床，98(11)：865-871，2005．

3 慢性扁桃炎，習慣性扁桃炎

I はじめに

　慢性扁桃炎，習慣性扁桃炎という用語は，急性扁桃炎を頻回に繰り返す病態に対して用いられる．近年国際的には recurrent tonsillitis あるいは recurrent pharyngotonsillitis が一般的であり，これに合わせて本邦でも反復性扁桃炎，反復性咽頭・扁桃炎と呼ぶ機会が増加している[1]．

II 病因

　この疾患の本態は急性扁桃炎の反復である．扁桃炎反復の最も重要な原因として原因菌の除菌失敗が考えられている．したがって，口蓋扁桃摘出術に至る前の反復性扁桃炎の治療を考える時，炎症の反復を構成する個々の急性扁桃炎に対して，抗菌薬治療の適応と適切な方法に精通しておくことが重要である．

III 急性扁桃炎の原因病原微生物

　急性細菌性扁桃炎の最も重要な原因菌は group A β-hemolytic streptococci（GAS）いわゆる溶連菌で，菌名は *Streptococcus pyogenes*（化膿レンサ球菌）である．感染力と病原性が強く，稀にリウマチ熱や急性糸球体腎炎などの続発症を合併すること，扁桃周囲膿瘍などの化膿性炎症への重症化を招きやすいことが，最も重要な原因菌とされる理由である．ただし，リウマチ熱は，日本をはじめとする先進諸国において非常に稀であり，また，糸球体腎炎の予後も良好なので，必要以上に不安視する必要はない．小児の急性扁桃炎の15〜30％，成人では5〜10％がGASによるとされる．他に，*Haemophilus influenzae*，*Staphylococcus aureus* も検出されるが（表II-5）[2)3)]，これらの菌は常在菌でもあり，原因菌の可能性は決して高くない．

　一方，アデノウイルス，EBウイルス，インフルエンザウイルス，パラインフルエンザウイルスなどのウイルスも急性扁桃炎の主要な病原微生物である．当然ながらウイルス性炎症には抗菌薬は無効である．不必要な抗菌薬投与を避けるためには，細菌性扁桃炎とウイルス性扁桃炎の両者が存在することを意識し，これを鑑別することが不可欠となる．

IV 溶連菌性扁桃炎の診断

　視診によって細菌性とウイルス性の鑑別は可能だろうか．膿栓あるいは白色の滲出物の有無で鑑別することは難しいと言える．膿栓や滲出物を伴う扁桃炎のうちGASによる溶連菌性扁桃炎は12％，

表Ⅱ-5　急性咽頭・扁桃炎の原因病原微生物

ウイルスではライノウイルス，コロナウイルス，エンテロウイルスの頻度が高い．細菌では S. pyogenes の頻度が高く，炎症が重症化しやすいため最も重要である．

病原微生物	疾患	原因微生物である割合(%)*
ウイルス		
ライノウイルス	感冒	20
コロナウイルス	感冒	≥5
アデノウイルス	咽頭結膜炎（プール熱）	5
エンテロウイルス	咽頭・扁桃炎，ヘルパンギーナ，手足口病	NA
単純ヘルペスウイルス（Ⅰ型およびⅡ型）	歯肉口内炎，咽頭・扁桃炎	4
パラインフルエンザウイルス	感冒，クループ	2
インフルエンザウイルス（A型およびB型）	インフルエンザ	2
コクサッキーウイルスA（2, 4~6, 8, 10型）	ヘルパンギーナ	<1
EBウイルス	伝染性単核球症	<1
サイトメガロウイルス	伝染性単核球症	<1
細菌		
A群β溶血性レンサ球菌	咽頭・扁桃炎，猩紅熱	15~30
C群，G群β溶血性レンサ球菌	咽頭・扁桃炎	5
エルシニア	咽頭炎，腸炎	NA
黄色ブドウ球菌	扁桃炎（ときに反復性）	NA
インフルエンザ菌	扁桃炎（ときに反復性）	NA
淋菌	咽頭炎	<1
ジフテリア菌	ジフテリア	<1
溶血性アルカノバクテリア	咽頭炎，猩紅熱様発疹	<1
コリネバクテリウム・ウルセランス	ジフテリア様	NA
クラミジア		
クラミドフィラ・ニューモニエ	咽頭炎，肺炎，気管支炎	不明
マイコプラズマ		
マイコプラズマ・ニューモニエ	咽頭炎，肺炎気管支炎，咽頭炎	<1

＊全年齢における推定値を示す．文献に数値の記載がない場合はNAと記載

(文献 2, 3 より引用)

　ウイルス性が42%（そのうちアデノウイルスが45%）とされる[4]．このため膿栓を指標に抗菌薬を投与すれば，不要な抗菌薬投与は避けられない．扁桃の発赤もウイルス性，細菌性ともに有する所見であり鑑別診断の指標とはならない．しかし，溶連菌性扁桃炎は軟口蓋（前口蓋弓，口蓋垂を含む）の所見に特徴を有する．すなわち，軟口蓋の発赤，腫脹はウイルス性に比べて著明であり，小濾胞状の病変を認めるなど，ウイルス性とは異なる特徴がみられる[5]．この所見に留意すれば，溶連菌性扁桃炎を疑うことはできる．しかし，ウイルス性扁桃炎との間に存在する無数の中間的な所見を考えると，視診のみで細菌性とウイルス性を鑑別するには限界が伴うことも明らかである．

　臨床症状はどうであろうか．鼻汁，咳嗽，下痢といった諸症状が前面に出ている場合はウイルス性上気道炎の部分症としての扁桃炎を考えるべきである．一方，腹痛，嘔吐などの腹部症状が前面に出る溶連菌性扁桃炎もあり，症状による細菌性とウイルス性の鑑別にも限界がある（表Ⅱ-6）．

　一般的には，①扁桃の滲出物，②下顎角直下の圧痛を伴うリンパ節腫大，③咳症状を欠く，④38℃以上の発熱（既往を含む）の4項目が揃えば56~75%の確率で溶連菌性扁桃炎であるとの報告[6]から，この4項目に基づいた診断が推奨されている[2]．

　溶連菌性扁桃炎の確定診断には，局所にGASを証明しなければならない．ゴールドスタンダードは細菌培養検査であるが結果が出るまでに数日を要するため，迅速抗原診断キットが有用である（図Ⅱ-5）．

　実臨床では，症状，所見，流行状況から溶連菌性扁桃炎を疑い，迅速診断にてGASが証明されれ

表Ⅱ-6　*S. pyogenes*による咽頭・扁桃炎の症状と所見
否定的症状および所見はウイルス感染症を示唆する．

症　状	所　見
特徴的症状 　突然の咽頭痛 　嚥下時痛 　発熱 　頭痛 　腹痛 　悪心・嘔吐 否定的症状 　鼻汁(鼻風邪) 　嗄声 　咳 　下痢	特徴的所見 　咽頭および口蓋扁桃の発赤 　咽頭・扁桃部の滲出物(膿栓・白苔) 　軟口蓋の点状出血 　口蓋垂の発赤・腫脹 　上内深頸部のリンパ節炎 　猩紅熱様発疹 否定的所見 　結膜炎 　口腔前方の口内炎 　限局性潰瘍病変

(文献2より引用)

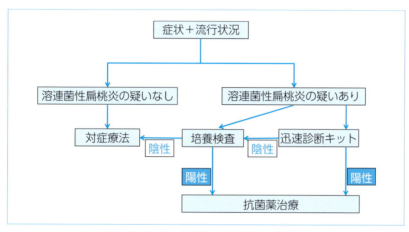

図Ⅱ-5　咽頭・扁桃炎の診療アルゴリズム
迅速診断キットを効果的に用いる．迅速診断の感度は90％前後であるため，培養検査を要する症例もある．迅速診断陽性者にはウイルス感染に罹患した保菌者も含まれる点に注意する．症状，所見，流行状況などから総合的に診断し，不要な抗菌薬投与を避ける．

(文献7より引用)

ば，抗菌薬投与の対象となる．しかし，GASの迅速診断の感度は90％前後であるため，小児患者で結果が陰性の場合には培養検査による確認が推奨される．成人症例では溶連菌感染症自体が少なく，続発するリウマチ熱や糸球体腎炎も非常に稀であることから，培養検査は省略可能とされる．迅速診断と培養検査の同日施行は保険診療の対象外なので注意が必要である．

V　第一選択抗菌薬

　半世紀以上の長きにわたって，ペニシリンV(以下，PCV)の10日間投与は溶連菌性扁桃炎治療のゴールドスタンダードの座を他の抗菌薬に譲ることはなかった．アモキシシリン(以下，AMPC)の10日間投与も代替治療として広く認められており，多くの教科書にも記載がある通りである．これは，ペニシリンがリウマチ熱の予防効果が証明された唯一の抗菌薬だからである[8)9)]．このエビデンスは，米国海兵隊員を対象とした，PCVの10日間投与と非投与群のランダム化比較試験の結果に基づくものである．一方，抗菌薬治療により急性糸球体腎炎を防げるという明確なエビデンスはなく，本邦におけるリウマチ熱の発症率が極めて低い現状と併せて，ペニシリンの10日間投与を見直す動きもある．

現在までGASはペニシリン，セフェムをはじめとするβ-ラクタム薬に良好な感受性を有し，同薬に対する耐性菌の報告はない．ペニシリンはセフェムに比べて抗菌スペクトラムが狭く，薬価も安いことから，本邦においてAMPCをはじめとするペニシリンが第一選択抗菌薬であることに変わりはない．

VI 他の抗菌薬治療

「病因」でも述べたが，扁桃炎反復の要因として除菌の失敗が有力候補に挙げられている．感受性が良好であるにもかかわらず，除菌失敗をきたす原因として，①ペニシリン系抗菌薬の服薬コンプライアンスの低下，②バイオフィルム形成や細胞内寄生による菌側の対抗菌薬防御機構の多様化などが考えられている．①の問題は，溶連菌性扁桃炎治療のゴールドスタンダードがペニシリンの10日間内服であることから派生する．

ペニシリンが抱える①および②の問題に対する1つの回答が，セフェム系抗菌薬の5日間投与である．Caseyらは35の臨床研究を基に行ったメタ分析の結果，セフェム系抗菌薬の10日間投与はペニシリン系の10日間投与より除菌率，臨床効果に優れていると報告した．さらに，12の臨床研究を基に行ったメタ分析の結果から，セフェム系抗菌薬の5日間投与はペニシリン系抗菌薬の10日間投与より除菌率に優れていると結論づけている[10]．

一方，ペニシリン派のShulmanらはCaseyらの最初の報告が掲載された同じ誌面上でその報告の問題点を克明に指摘し，ペニシリンの第一選択薬としての地位は揺るがないことを強く主張した[11]．彼らの指摘は検討集団から保菌者や再感染者が適切に除外されていない，検査時期が不適切であるという研究の質に関する点ばかりでなく，研究資金の出所といった倫理的問題点にまで及ぶ詳細なものであった．

現在の抗菌薬投与の目的はリウマチ熱予防というより，病悩期間を短縮し，扁桃周囲膿瘍などの化膿性続発症を減らし，他人への感染を予防することにあると言える．その観点に立つと，セフェム系抗菌薬の5日間投与が除菌率に優れるなら，この投与方法が有力な選択肢になるのは当然と言えよう．

ただし，溶連菌性扁桃炎の再発例の検討では，6～7歳の男児で，前回発症からの期間が短い症例では，セフェム系抗菌薬の5日間投与の群は10日間投与群に比べて，3週間以内の再発例が多いとの結果が報告されている[12]．反復性扁桃炎患者のうち反復期間が短い症例における抗菌薬の投与日数は慎重に決定する必要がある．

VII 溶連菌（GAS）陽性なら全例抗菌薬？

発熱や咽頭痛などの症状に乏しいものの，溶連菌迅速診断が陽性となった場合に，抗菌薬投与は必要だろうか．この場合，保菌者がウイルス性上気道炎に罹患した状況を想定する必要がある．たとえ溶連菌性扁桃炎だったとしても，重症化を予防するという現在の抗菌薬の役割を考えると，軽症例には必ずしも抗菌薬投与は必要ないとの考え方も成立する．この点から，症状スコアと咽頭・扁桃スコアによって重症度を決定し，重症度に応じて抗菌薬の投与を決定するフローチャートが有用となる（表Ⅱ-7，図Ⅱ-6）[13]．

表Ⅱ-7 急性咽頭・扁桃炎の重症度スコア（成人）

成　人		スコア		
		0点	1点	2点
症状スコア	日常生活の困難度	さほど支障ない	支障はあるが，休むほどではない	仕事，学校を休む
	咽頭痛・嚥下痛	違和感または軽度	中等度	摂食困難なほど痛い
	発熱	37.5℃未満	37.5～38.5℃	38.6℃以上
咽頭・扁桃スコア	咽頭粘膜の発赤・腫脹	発赤のみ	中等度	高度の発赤腫脹
	扁桃の発赤・腫脹	発赤のみ	中等度	高度の発赤腫脹
	扁桃の膿栓	なし	扁桃に散見される	扁桃全体

軽症：合計スコア0～3点，中等症：合計スコア4～8点，重症：合計スコア9～12点

（文献13より引用）

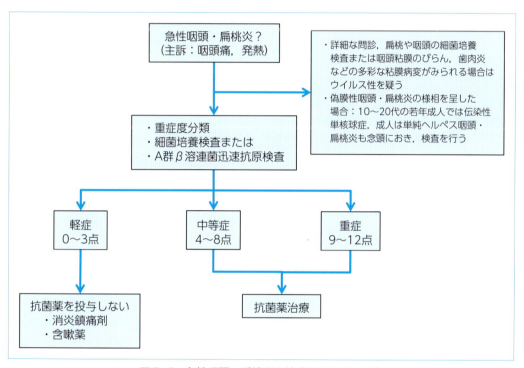

図Ⅱ-6 急性咽頭・扁桃炎の診療フローチャート
軽症例には少なくとも3日間は抗菌薬を投与せず，対症療法により経過をみる．

（文献13より引用）

Ⅷ おわりに

　近年，抗菌薬が無効な反復性扁桃炎類似疾患としてPFAPA症候群が注目を集めている．PFAPA症候群は周期性発熱（periodic fever）を主症状とし，アフタ性口内炎（aphthous stomatitis），咽頭炎（pharyngitis），頸部リンパ節炎（adenitis）を伴うことで特徴付けられる非遺伝性の小児自己炎症性疾患である．その病因，病態は未解明である．GASは検出されず，その意味では抗菌薬投与の対象にはならない．しかし，抗菌薬投与が無効なことが，この疾患を疑う上で重要なポイントであることから，本疾患を診断するためには試験的な抗菌薬投与が必要となる場合が多い．抗菌薬投与基準にあてはまらない抗菌薬投与が診断に有用な，例外的な疾患として記憶にとどめておく必要がある．

（林　達哉）

参考文献

1) 日本耳鼻咽喉科学会(編):耳鼻咽喉科学用語解説集.金芳堂,2010.
2) Bisno AL:Acute pharyngitis. N Engl J Med, 344:205-211, 2001.
3) 菊田英明:小児科からみたA群β溶血性レンサ球菌による咽頭扁桃炎.日耳鼻会報,115(1):1-7, 2012.
4) Putto A:Febrile exudative tonsillitis:viral or streptococcal? Pediatrics, 80:6-12, 1987.
5) 佐久間孝久:アトラスさくま 小児咽頭所見.丸善プラネット,2008.
6) Centor RM, et al:The diagnosis of strep throat in adults in the emergency room. Med Decis Making, 1:239-246, 1981.
7) Bisno AL, et al:Practice guidelines for the diagnosis and management of group A streptococcal pharyngitis, Clin Infect Dis, 35:113-125, 2002.
8) Denny FW, et al:Prevention of rheumatic fever;treatment of the preceding streptococcic infection. J Am Med Assoc, 143:151-153, 1950.
9) Catanzaro FJ, et al:Prevention of rheumatic fever by treatment of streptococcal infections. Ⅱ. Factors responsible for failures. N Engl J Med, 259:53-57, 1958.
10) Casey JR, et al:Meta-analysis of cephalosporin versus penicillin treatment of group A streptococcal tonsillopharyngitis in children. Pediatrics, 113(4):866-882, 2004.
11) Shulman ST, et al:So what's wrong with penicillin for strep throat? Pediatrics, 113(6):1816-1819, 2004.
12) Kikuta H, et al:Comparative study of 5-day and 10-day Cefditoren Pivoxil treatments for recurrent group A β-hemolytic streptococcus pharyngitis in children. Int J Pediatr, 2009:863608, 2009.
13) JAID/JSC感染症治療ガイド・ガイドライン作成委員会:急性咽頭・扁桃炎(成人).JAID/JSC感染症治療ガイド・ガイドライン作成委員会(編):JAID/JSC感染症治療ガイド2014.ライフサイエンス出版,2014.

II これだけは"知っておきたい"抗菌薬の使い方

4 咽喉頭炎

I はじめに

　咽喉頭炎とは咽頭・喉頭粘膜およびリンパ組織の炎症を示す病態であり，1つの疾患を示すものではない．慢性咽頭炎の場合は喫煙や飲酒，大気汚染，副鼻腔炎から起こる後鼻漏などにより炎症が生じる場合が多い．また慢性喉頭炎の場合も声の酷使，喫煙，鼻副鼻腔炎だけでなく，逆流性食道炎（gastro-esophageal reflux disease）による胃液の逆流が慢性炎症の原因としても知られている．これらの疾患には抗菌薬の投与は必要ではないと思われる．

　今回，これだけは"知っておきたい"抗菌薬の使い方として，まず咽喉頭炎の診断およびどのような症例に対して抗菌薬を使用すべきか，逆にどのような症例には抗菌薬の使用を控えるべきかについて概説する．

II かぜ症候群と急性咽喉頭炎の違い

　かぜ症候群とは呼吸器症状を伴う自然に治癒する感染症と定義され[1]，鼻腔から喉頭までの上気道に起こる非特異的カタル性炎症であり，最も頻度の高い呼吸器感染症である．大部分の原因微生物は80～90％がウイルス感染症であり，残りを一般細菌やマイコプラズマ，クラミジアが占めている．ウイルス内でもライノウイルス（約30～40％），コロナウイルス（約10％）によるものが最も多く，インフルエンザウイルス，RSウイルス（respiratory syncytial virus），パラインフルエンザウイルスが頻度として続く[2]．季節性があり，春と秋にはライノウイルス，冬にはコロナウイルス，RSウイルス，インフルエンザウイルスが多いと言われている．また臨床症状としては24～72時間の潜伏期間の後，くしゃみ，鼻水，鼻閉，咽頭痛，咳，痰などの呼吸器症状が出現し，他に発熱，食欲不振，全身倦怠感などを伴う場合が多い．診断は標準感染症学第2版[3]から引用すると，「かぜ症候群とその症状はほとんどの人が知っている．したがって，その診断は容易である．患者さんが"かぜをひきました"と言ってくるからである」と記載されている．つまりかぜ症候群は症状によって診断されているのが実情であり，内科的疾患であるとも言える．かぜ症候群は日本呼吸器学会「呼吸器感染症に関するガイドライン 成人気道感染症の基本的考え方」[4]では大部分がウイルス感染であるので，基本的には抗菌薬の適応はないと明示している．細菌性二次感染予防を目的とする予防的投与は耐性菌出現を助長するので可能な限り行わないという考え方である．①高熱の持続（3日間），②膿性の喀痰，鼻汁，③扁桃腫大との膿栓，白苔付着，④中耳炎・副鼻腔炎の合併，⑤強い炎症反応，⑥ハイリスク群などは，かぜ症候群であっても抗菌薬投与が考慮される．抗菌薬はβ-ラクタム系，マクロライド系薬をともに，ペニシリン系薬のアモキシシリン（以下，AMPC）250～500 mg×3回か，クラリスロマイシン（CAM）200 mg×2回を投与し，使用期間は3日程度であるとされている．

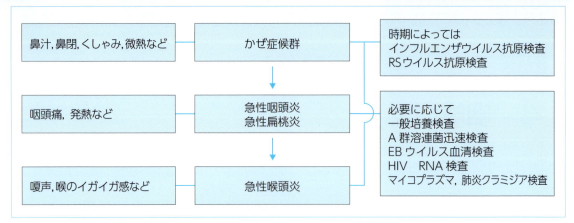

図Ⅱ-7 急性上気道感染症へのアプローチ

(文献4より引用改変)

　急性咽頭・喉頭炎は咽喉頭の粘膜やリンパ組織の炎症の総称であるが，ウイルスおよび細菌の同時または別々の感染により，口蓋扁桃以外の咽頭後壁，咽頭側索，口蓋垂などの病変が強い場合を指す．上記のかぜ症候群と同様ウイルス感染症が原因であるが細菌感染症である場合も多い．咽喉頭炎の診断には舌圧子を用いた咽頭の観察と内視鏡による咽喉頭の詳細な観察が必要であり，腫脹や発赤，白苔の状況から細菌性かウイルス性の判断ができる場合も少なくない．症状としては咽頭痛，咽頭違和感・異物感，嚥下時痛，発熱，全身倦怠感を訴える．急性喉頭炎では嗄声や咳，痰などが主症状となり，咽頭と喉頭では発生部位が近いが病態が大きく異なる場合が多い．咽頭はリンパ組織に富んでいるために二次的に細菌感染症に移行する場合も少なくないが，喉頭病変ではウイルス感染が主体である．

　図Ⅱ-7において前述の呼吸器感染症に関するガイドライン[4]に記載があるように，このガイドライン上ではかぜ症候群の続発症状としての急性咽頭・喉頭炎ととらえられている．耳鼻咽喉科医としてのかぜ症候群と急性咽頭・喉頭炎は重複する部分が大部分であり，かぜ症候群は症状から診断する病名であるのに対し，急性咽頭・喉頭炎は視診からどの部位に炎症があるか，またどのような炎症かをしっかり判断し診断することとなる．病態は時間とともに変化し，初診の段階では診断のつかない場合も少なくなく，再診する過程で診断がつく場合もある．かぜ症候群ではなく急性咽頭・喉頭炎の診断にはしっかりとした視診により診断をつけるべきであると考える．

Ⅲ ウイルス性急性咽頭炎

1. 背　景

　急性咽頭炎の大部分はウイルス性であり，欧米ではこのような報告は多く，小児では10〜40％，成人では30〜40％とされ，中でもアデノウイルス，インフルエンザウイルス，EBウイルス(Epstein-Barr virus)などによるものである．症状が継続する場合には二次的に細菌感染症が成立していると考えられている[5]．つまりウイルス性感染の場合は抗菌薬の適応ではなく，また後述するように伝染性単核球症の場合にはペニシリン系抗菌薬は皮疹を誘発する可能性があるために禁忌とされるなど，どのような咽頭所見があればウイルス感染症を疑うかは重要である．日常臨床では原因ウイルスの同定は大部分において困難である．臨床症状から判断すると，咳，水様性鼻汁，頭痛，関節痛などの症状，局所視診の所見としては軟口蓋の点状出血，咽頭粘膜のびらん・白斑(図Ⅱ-8)，アフタ性口内炎，口唇炎などの粘膜病変が認められる場合が多い．血液検査でも細菌性の場合よりも軽度な点が多い．

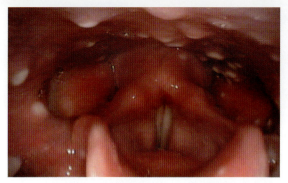
図Ⅱ-8　ウイルス性咽頭炎にみられる咽頭粘膜の白斑

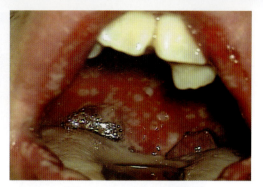
図Ⅱ-9　ヘルペス性咽頭炎
下口唇にびらんと複数のアフタ，軟口蓋のアフタ性病変

2．小児〜成人期

　小児期に最も考えられるウイルス性咽頭炎はアデノウイルス感染症であり，主にアデノウイルスⅢ型が発生に関与し，小児期に罹患することが多く扁桃炎の30％がアデノウイルスであるとの報告もある．4〜5日続く発熱，咽頭痛，結膜炎にて発症し耳前部，頸部リンパ節腫脹を認め，咽頭は発赤，扁桃には腫脹，滲出物が著明に認められ，軟口蓋・口蓋垂の発赤，浮腫を合併することもある．しかし，抗原迅速検査が可能であり病変粘膜を擦過した検体にて数分で診断でき，小児科領域では頻用されている．治療としては対症療法であり，解熱鎮痛薬としてはアセトアミノフェンなどにより効果をみる．
　また少し年齢が上がると，EBウイルスによる伝染性単核球症を経験する．小児期では不顕性感染であるが，思春期以降では伝染性単核球症を示す場合が多い．発熱，咽頭痛，頸部リンパ節腫脹，肝脾腫などを合併し，扁桃は偽膜様の白苔で覆われる．抗原迅速検査はないが，肝酵素，LDHの上昇などが認められ，鑑別に役立つ．薬剤性肝障害でも肝機能が上昇することに少し悩む症例もある．白血球はやや増加し，血液像として異型リンパ球の出現が特徴的である．機械計測では単球と判断される場合が多いことから，必ず目視分類にて判断することが重要である．ただしEBウイルスだけでなくあらゆるウイルス感染症の場合は異型リンパ球が反応的に出現するので異型リンパ球の出現が必ずしもEBウイルス感染症・伝染性単核球症であるというわけではないことを念頭におきたい．
　最近遭遇する頻度の高いものにヘルペス性咽頭炎がある（図Ⅱ-9）．もともとHSV1型の感染であり，小児期の初感染では口内炎や感冒症状で済むことが多いが，成人の初感染では激烈な症状を示し，発熱，咽頭痛，嚥下時痛による摂食困難などを認める．前口蓋弓，咽頭後壁，下咽頭にも粘膜疹を認める．検査では初感染であれば血清抗体価の上昇を認めるが，再活性化時においてはあまり上昇がみられない場合が多い．皮膚症状，口唇粘膜に病変がある場合には皮膚科に相談しTzanck testを行うとヘルペス属の診断は可能となる．治療に関してはアシクロビル（ゾビラックス）1,000 mg/日，5日間の経口投与，またはパラシクロビル（バルトレックス）1,000 mg/日，5日間の経口もしくは点滴投与を行い，経口摂取が再開できれば問題はない．

3．高齢者

　高齢者に経験するウイルス性咽頭炎は，帯状疱疹ウイルス感染症もある．帯状疱疹ウイルス感染症ではRamsay-Hunt症候群の顔面神経麻痺，耳介の水疱と思われがちであるが，近年嚥下障害を主訴に来院する場合もしばしばある．口腔・咽頭・喉頭に片側性白苔を伴い（図Ⅱ-10），潰瘍，水疱，浮腫性病変を認める．迷走神経（反回神経）麻痺，舌咽神経麻痺，顔面神経麻痺など脳神経麻痺を起こした場合には診断が比較的つきやすいが，これらのような症状を伴わない場合は診断に難渋する場合も

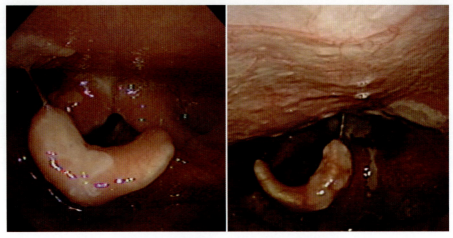

図Ⅱ-10 帯状疱疹ウイルスによる咽喉頭炎
a：76歳，男性．右側に白苔を認める．
b：85歳，男性．嚥下障害を主訴に受診．左側喉頭蓋から咽頭粘膜にも白苔を認める．

多い．検査には血清学的にはペア血清が重要である．治療はアシクロビル（ゾビラックス）4,000 mg/日，7日間の経口投与，またはバラシクロビル（バルトレックス）3,000 mg/日×7日間の経口投与もしくは点滴を行う．しかしこれらの薬剤は腎障害では投与量を減少させる必要がある高齢者に対して投与する際に注意を要する．

Ⅳ 細菌性急性咽頭炎

1. 疫 学

ウイルス性上気道炎が3～5日経過しても改善せず，咽頭痛と発熱などの症状が増悪する場合には細菌性急性咽頭炎が最も考えられる．15歳以下の小児においては成相ら[6]の報告では836症例のうち346例（41.4％）に病原菌が検出され，その半数の50.6％はgroup A β-hemolytic streptococcus（GABHS）が最も多く，次いでmethicillin-resistant *Staphylococcus aureus*（MRSA）が29.2％，β-lactamase non-producing ampicillin sensitive（BLNAS）が9.0％と検出されている．成人においては検出頻度は小児に比べ高くなく，1985年には23.4％であったものが2004年の報告では5.5％と減少傾向である．しかし*Haemophilus influenzae*は1985年に6.2％であったものが2009年には24.3％と増加傾向である[7,8]．

中でもGABHSにおいては炎症が重症化しやすい．近年は菌名が変更され，化膿性レンサ球菌（*Streptococcus pyogenes*）と呼ばれている．扁桃周囲膿瘍などの化膿性炎症を起こしやすく，他にリウマチ熱の予防，合併症，症状の軽減と持続時間の短縮，周囲への感染抑制などの理由から抗菌薬投与が必要とされる．欧米においては家庭医を対象とした急性咽頭炎・扁桃炎に対するガイドラインが数個存在する[9,10]．その中でGABHSによる急性咽頭炎の診断をした場合，ペニシリンVの10日間投与を中心とした治療を挙げている．本邦においても前述の成人気道感染症の基本的考え方の中でも，GABHSを検出した場合は抗菌薬の適応とされている．幸いなことにペニシリン系，セフェム系などのβ-ラクタム系に対する感受性は良好である．

2. 診 断

GABHSによる咽頭炎をいかに診断するかが問題になるが，微生物学的検査には培養検査と迅速検査がある．培養検査は咽頭培養を行い実際に培地に塗布し，菌の存在を証明するものである．感度は高く，陰性であれば否定をしてよい．しかし検出された場合であっても必ずしも原因菌ではない場合もあ

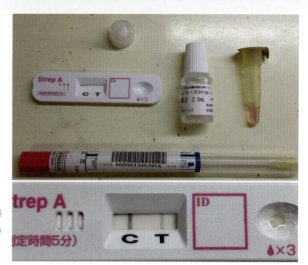

図Ⅱ-11
GABHS 迅速検査キット
咽頭拭い液をとり，試薬を加えたチューブの中に綿棒を入れ，1 分整地させた後に，キットに 3 滴流し込む．5 分後判定をする．

表Ⅱ-8 急性咽頭・扁桃炎重症度スコア

成人		スコア		
		0点	1点	2点
症状スコア	日常生活の困難度	さほど支障ない	支障はあるが，仕事や学校を休むほどではない	仕事，学校を休む
	咽頭痛・嚥下痛	違和感または軽度	中等度	摂食困難なほど痛い
	発熱	37.5℃未満	37.5〜38.5℃	38.6℃以上
咽頭・扁桃スコア	咽頭粘膜の発赤・腫脹	発赤のみ	中等度	高度の発赤腫脹
	扁桃の発赤・腫脹	発赤のみ	中等度	高度の発赤腫脹
	扁桃の膿栓	なし	扁桃に散見される	扁桃全体
小児		スコア		
		0点	1点	2点
症状スコア	不機嫌，活動性の低下	なし	軽度（活動性は鈍る）	高度（常時ぐったりしている）
	咽頭痛による摂食の低下	なし	軽度（固形物は食べない）	高度（ほとんど食べない）
	発熱	37.5℃未満	37.5〜38.5℃	38.6℃以上
咽頭・扁桃スコア		成人と同様		
軽症：合計スコア 0〜3 点，中等症；合計スコア 4〜8 点，重症；合計スコア 9〜12 点				

（文献 11 より引用）

る．逆に迅速診断は培養検査と比較して結果が速やかにわかる利点がある．感度も高いが 100％ではないため，陰性であっても否定はできない．実際の検体採取では，扁桃または咽頭後壁から採取を行い，採取後には他の部位や唾液に触れないように取り出す．5 分間の検査時間で判定は可能である（図Ⅱ-11）．

3. 治　療

治療において GABHS による咽頭・扁桃炎であっても多くは 6 日以内に自然治癒するが，多くは抗菌薬の治療を勧めている．それは咽頭・扁桃炎の症状を短縮させ，扁桃周囲膿瘍・咽後膿瘍・頸部リンパ節炎の続発を減らし，他人への感染を抑えるためであると言われている．ただどのような症例にどのような抗菌薬を使用すべきかという観念から重症度を客観的に評価し，それにそった診療が重要となってきている．「急性咽頭・扁桃炎の診療の指針」[11]によるとスコアリングシステムによる重症度の判定を行い，ウイルス感染が多いと考えられる軽症例には抗菌薬を使用せず，消炎鎮痛剤や含嗽薬

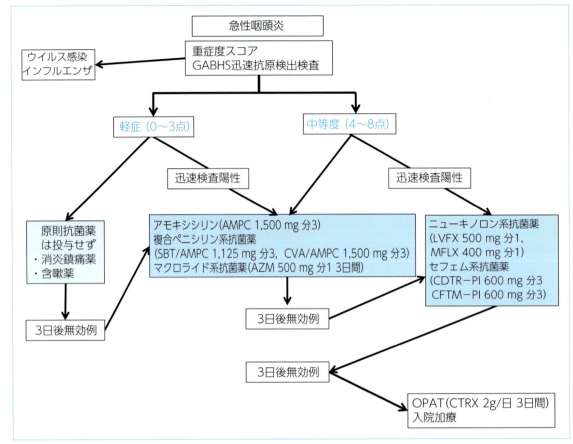

図Ⅱ-12 急性咽頭炎治療アルゴリズム

急性扁桃炎ではなく急性咽頭炎であれば軽症，中等症になるので，重症は削除して改変した．発熱，咽頭痛を主訴に受診した患者に対して問診，視診を行い，ウイルス感染症やインフルエンザを除外したあと，軽症であれば抗菌薬は投与せず対症療法を行う．中等症に対しては AMPC を第一選択とし，3 日後それぞれ改善がなければ 1 ランク上の治療を行うこととなる．また GABHS 検出の場合は 1 ランク上の治療法を選択する．6 日間投与となる．ペニシリンアレルギーの既往を持つ患者にはマクロライド系薬が推奨される．

(文献 12 より引用，改変)

を推奨している．中等症や重症例においては，細菌感染の混合感染を疑う抗菌薬の使用を許可している．具体的には表Ⅱ-8 に示すように①日常生活の困難度，②咽頭痛・嚥下時痛，③発熱，を問診にてスコア化する．咽頭・扁桃所見では①咽頭粘膜の発赤・腫脹，②扁桃の発赤・腫脹，③扁桃の膿栓を 0～2 点で判断する．急性扁桃炎ではなく急性咽頭炎で扁桃炎を合併していない場合では中等症以下になることが多い．そこで今回急性咽頭・扁桃炎治療アルゴリズムを急性咽頭炎用に改変し簡略化したアルゴリズムを図Ⅱ-12 に記載した．

　急性咽頭炎における"知っておきたい"抗菌薬の使い方としては，前述したようにアデノウイルスをはじめとしたウイルス感染症を除外し，これらにも当てはまらない場合には GABHS の抗原検査と重症度のスコア化を行い，重症度に応じた治療法を選択する．急性扁桃炎を併発していない急性咽頭炎では軽症である場合が多いため，抗菌薬の使用なしに NSAID による対症療法を行う．症状が中等症，または GABHS 抗原検査陽性で症状が軽症であっても中等症に準じて治療を行い，重症化を防ぐことが重要である．3 日間投与し，再診時に重症度スコアが治癒した場合は抗菌薬投与を打ち切る．特に抗菌薬に反応しない場合は原点に返り，ウイルス性咽頭炎や他疾患を考慮する必要があり，初診時に判断できなかったものが数日経過することにより，上記のウイルス性咽頭炎に特徴的な所見が現れて

くる場合もある.

V 急性喉頭炎

　喉頭の急性炎症といえば,急性喉頭炎,急性喉頭蓋炎,急性声門下喉頭炎が挙げられるが,急性喉頭蓋炎は別項目で記載されているので,ここでは急性喉頭炎を中心に言及する.

　急性喉頭炎は喉頭粘膜の急性炎症であるが,原因はウイルス感染が主体である.声の安静,十分な水分補給,加湿で奏効する場合が多く,抗菌薬投与の必要がない場合は多い.細菌との混合感染を疑う場合にはペニシリン系,セフェム系抗菌薬を併用すると記載されている場合が多いが,現状として急性喉頭炎,声帯炎である場合には抗菌薬投与の必要はない.喉頭ネブライザーは,耳鼻咽喉科医の93％が施行しており,広く普及している治療法である[13].抗菌薬だけでなくステロイド薬を混入して薬液に用いる[14].また,治療時の呼吸方法が重要であり,早い呼吸で間欠的に発声を加えることにより有効性が高まると報告されている[15].

VI まとめ

　「これだけは"知っておきたい"抗菌薬の使い方」として「咽喉頭炎」について概説した.咽喉頭炎の大半は予後良好であるが,咽頭痛や嗄声を訴えて受診する患者の中には扁桃周囲膿瘍や急性喉頭蓋炎などで,頻度は少ないが適切な対応の遅れが重篤な結果を招くことがある.咽頭痛,発熱を主訴に来院した場合に漫然と抗菌薬投与を行うのではなく,しっかりとした鑑別を行い,ウイルス感染の場合には耐性菌の予防のためにも処方しないことが重要である.ただし溶連菌感染症や二次感染を疑う場合,また高リスク群の患者の場合は重症化を防ぐためにも重症度によった投与を行うべきであると考える.

（兵　行義）

参考文献

1) 小川　聡：かぜ症候群・上気道炎. 小川　聡ほか（編）：336-337, 内科学書　改訂第8版. 中山書店, 2013.
2) 永井寛之ほか：かぜ症候群の薬物療法. 綜合臨牀, 49：320-328, 2000.
3) 松島敏春：上気道感染, かぜ症候群. 齋藤　厚ほか（編）：225-230, 標準感染症学　第2版. 医学書院, 2004.
4) 日本呼吸器学会呼吸器感染症に関するガイドライン作成委員会（編）：「呼吸器感染症に関するガイドライン」成人気道感染症診療の基本的考え方. 日本呼吸器学会, 2003.
5) Esposito S, et al：Aetiology of acute pharyngitis：the role of atypical bacteria. J Med Microbiol, 53：645-651, 2004.
6) 成相昭吉ほか：小児急性扁桃咽頭炎における原因菌の検討. 日児会誌, 110(1)：17-21, 2006.
7) Suzumoto M, et al：A scoring system for management of acute pharyngo-tonsillitis in adults. Auris Nasus Larynx, 36(3)：314-320, 2008.
8) 坂東伸幸ほか：咽頭炎・扁桃炎. MB ENT, 131：101-108, 2011.
9) Shulman ST, et al：Clinical practice guideline for the diagnosis and management of group A streptococcal pharyngitis：2012 update by the Infectious Diseases Society of America. Clin Infect Dis, 55(10)：1279-1282, 2012.
10) Acute pharyngitis in children 2-18 years old；2011. (http://www.mqic.org/guidelines.htm)
11) 坂東伸幸ほか：II. 咽頭・扁桃炎診療の手引き　2. スコアリングと重症度分類. 山中　昇（編）：183-189, 咽頭・扁桃炎のマネジメント. 医薬ジャーナル社, 2009.

12) 坂東伸幸ほか：Ⅱ．咽頭・扁桃炎診療の手引き　4．成人の診療．山中　昇（編）：200-209，咽頭・扁桃炎のマネジメント．医薬ジャーナル社，2009．
13) 甲能直幸：喉頭ネブライザー療法の現状　アンケート調査から．耳鼻展望，38 補(2)：139-143，1995．
14) 兵　　昇ほか：有効性をたかめる喉頭ネブライザーの検討　基礎編・臨床編．耳鼻展望，38 補(2)：155-168，1995．
15) Kumazawa H, et al：An increase in laryngeal aerosol deposition by ultrasonic nebulizer therapy with intermittent vocalization. Laryngoscope, 107(5)：671-674, 1997.

II これだけは"知っておきたい"抗菌薬の使い方

5 唾液腺炎

I はじめに

　唾液腺炎の原因は，細菌やウイルスなどの感染性のものと，アレルギーや自己免疫疾患による非感染性のものに大別でき，感染の背景因子には唾石，小児特発性耳下腺末梢導管拡張症（反復性耳下腺炎），シェーグレン症候群などがある（図Ⅱ-13）．本稿では，唾液腺炎の病態に基づく抗菌薬の適応と用法を述べる．

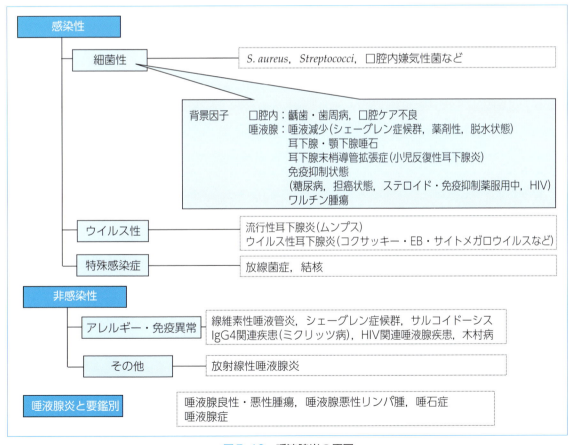

図Ⅱ-13　唾液腺炎の原因

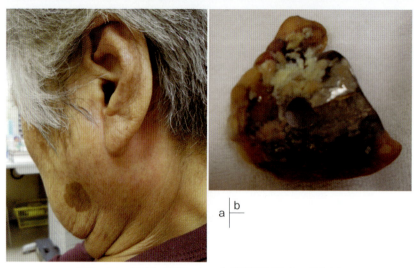

図Ⅲ-14 不潔な義歯による化膿性耳下腺炎の反復例
92歳，女性．心疾患で入院後の1か月間に2回，左化膿性耳下腺炎に罹患．2回目に耳鼻咽喉科を初診し(a)，診察時に有床義歯を外したところ(b)著しい汚染を認めた．家庭では家族が義歯の清掃を行っていたが，入院後は本人に任せていたとのことだった．本人・家族に原因の説明と義歯の清掃を指導し，以後は耳下腺炎再発はなかった．
a：当科初診時所見．左耳下腺部の腫脹と皮膚発赤を認めた．
b：当科初診時の義歯．義歯床裏面全体に食物残渣と細菌塊などが付着

Ⅱ 唾液腺炎をきたす病態

1. 急性化膿性（細菌性）耳下腺炎・顎下腺炎

　細菌感染による急性唾液腺炎は急性化膿性耳下腺炎・顎下腺炎とも呼ばれる．感染経路は口腔内細菌の逆行性感染が多いが，耳下腺内リンパ節炎の波及や菌血症による血行性感染でも生じる．発症にかかわる局所因子には，齲歯や口腔ケア不良，唾液分泌減少，耳下腺・顎下腺唾石，耳下腺末梢導管拡張症があり，全身的要因には担癌状態などの全身状態不良や，免疫抑制状態すなわちコントロール不良の糖尿病，副腎皮質ステロイド・免疫抑制薬服用，HIVや，小児例ではIgG2サブクラス欠乏などがある．

　急性化膿性唾液腺炎の主症状は局所，通常片側の耳下腺もしくは顎下腺の有痛性腫脹と局所皮膚の発赤および発熱で，耳下腺炎ではステノン管開口部の発赤と膿性唾液排出，顎下腺炎では口腔底の発赤・腫脹と，ワルトン管開口部からの膿性唾液排出もみられる．診断には感染源となり得る口腔・咽頭所見の確認も必要である．不衛生な義歯も感染源となるため，義歯の状態の確認も重要であり，有床義歯は外して裏面も観察する（図Ⅱ-14）．

　顎下腺炎は唾石に起因することが多い．唾石の主症状は唾液流出障害による唾液腺腫脹や疼痛で，主に摂食時などの唾液分泌増加時に一過性に増悪し，反復する．感染を併発すると唾液腺の腫脹・疼痛が強く持続するようになり，唾液管開口部からの膿汁排出と頰粘膜・口腔底の発赤・腫脹が生じる．したがって化膿性顎下腺炎では口腔底を触診して硬結の有無を確認し，咬合法Ｘ線写真やエコーなどによる唾石の診断も併せて行う．

　化膿性唾液腺炎の起炎菌は一般に *Staphylococcus aureus* が多いとされるが，閉鎖腔への逆行性感染という経路から口腔内嫌気性菌との混合感染も少なくない．起炎菌を同定した報告によると，唾液管開口部分泌液からの細菌分離率は *S. aureus*, *Streptococcus pneumoniae* もしくは口腔内常在菌の *Streptococci* が高い[1,2]．経皮的に採取した膿から分離・同定を行った報告[3]では，32例中21例（66％）

で嫌気性菌が同定され，うち8例(25%)は混合感染であった．分離菌は好気性菌では *S. aureus* が最も多く，次いで *Haemophilus influenzae*, *a-streptococcus*, *Escherichia coli* であり，嫌気性菌ではグラム陽性球菌の *Peptostreptococcus* spp. *Prevotella* spp. および *Fusobacterium* spp. であった．

したがって抗菌薬選択のための起炎菌同定には嫌気性菌の検出も必要であり，嫌気ポーターの使用に加えて口腔内常在菌の混入を避けるため，エコーガイド下経皮的吸引による検体採取も勧められ[3]，菌血症が想定される症例では血液培養も検討する．

膿瘍を形成した場合は切開排膿も必要となる．顎下腺唾石に続発する顎下腺炎や化膿性耳下腺炎は特に高齢者，糖尿病などの基礎疾患のある例では深頸部膿瘍に至る場合も少なくないため[4]，抗菌薬への反応が不十分な場合は造影CTなどによって膿瘍の有無の評価を行う．

2. ムンプス（流行性耳下腺炎）

ウイルス感染による唾液腺炎の代表的なもので，6歳以下の小児に多い．治療はウイルス自体に有効な薬剤がなく対症療法が主体となるため，化膿性唾液腺炎との鑑別が重要である．

ムンプスによる腫脹部位は主に片側もしくは両側の耳下腺だが，顎下腺，舌下腺も時に腫脹し，時間差をおいて腫脹部位が変化する場合もある．腫脹のピークは通常は48時間以内である．腫脹は緊満で局所皮膚色調は化膿性唾液腺炎と異なり発赤せず，唾液管開口部からの排出唾液も膿性にならない．発熱は通常は38℃以上が3～4日続くが，発熱のない例も20%程度にみられる．

唾液腺炎以外の合併症の有無も化膿性唾液腺炎との鑑別に有用である．ムンプスのうち不顕性感染を除く臨床症状の明らかな例の約10%で無菌性髄膜炎を発症し，頭痛や嘔気を生じる．思春期以降の男性の約20～30%に睾丸炎・副睾丸炎，女性の7%に卵巣炎を生じるが，不妊に至ることは稀とされる．重大な合併症には500例に1例とも言われるムンプス難聴があり，ほぼ回復しない．

ムンプスの確定診断には一般的には血清学的診断，すなわちEIA法で急性期のIgM抗体陽性，あるいはペア血清でIgG抗体価の有意な上昇を確認する．

3. 小児反復性耳下腺炎

小児でムンプスとの鑑別が重要な疾患で「おたふくかぜに何度も罹患した」という場合は本疾患の可能性が高い．発症機序は不明だが，拡大した耳下腺末梢導管への口腔内細菌の逆行性感染とされる．導管拡張の機序については先天性であるとするもの，あるいは細菌感染の結果として生じたものとの2通りの考察がある[5]．

小児反復性耳下腺炎の主症状は感冒などを契機とした片側あるいは両側性の有痛性耳下腺腫脹の反復で，ステノン管開口部からは膿性唾液の排出がみられる．超音波検査像は反復性耳下腺炎では唾液管末端の拡張を示す多発性小円形低エコー域や低エコー域内高エコー斑，不均質内部エコー所見が特徴的[6]にみられる（図Ⅱ-15）．一方でムンプスの超音波像はびまん性唾液腺腫脹の所見を示すため，鑑別に有用である．

反復性唾液腺炎の排出唾液の培養では口腔内常在菌の *Neisseria* spp., *Streptococcus viridans* が主に検出される[7]．治療は腫脹時の抗菌薬内服で，通常では数日間で症状は軽快する．間欠期には齲歯の治療，歯磨きなどの口腔ケアを十分に行う．予後は一般に良好で，成長に従い導管系が成熟するとともに治癒に向かう．

4. シェーグレン症候群

シェーグレン症候群は涙腺，唾液腺をはじめとする全身の外分泌腺に系統的な慢性炎症をきたす自己免疫疾患で，外分泌腺の機能低下に基づく乾燥症状を特徴とする．唾液腺組織では病期の進行につ

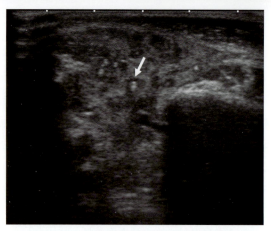

図Ⅱ-15 小児反復性耳下腺炎の超音波像
耳下腺内の低エコー域内高エコー斑（矢印）と不均質内部エコー所見を認める．

れて組織のリンパ球浸潤，増殖が進むため，患者では口腔乾燥症状に加えて，約1/3の患者に耳下腺腫脹や疼痛がみられ，唾液分泌減少に伴う口腔内細菌の逆行性感染によって時に化膿性唾液腺炎を生じる．

シェーグレン症候群は小児の反復性耳下腺腫脹の鑑別疾患としても重要である．小児のシェーグレン症候群は稀とされてきたが，近年の疫学調査で有病率は小児10万人あたり0.5～2.5人以上と，小児自己免疫疾患では全身性エリテマトーデス（SLE）に次ぐ頻度と推定されている[8]．小児シェーグレン症候群は外分泌腺機能に予備力が大きいことから自覚的な乾燥症状は乏しく，不明熱や耳下腺炎で発症し，自己抗体陽性で診断がつく例が多い．したがって耳下腺炎の特に女児の年長になってからの発症・反復例では，全身症状や抗SS-A抗体値，抗SS-B抗体値，リウマトイド因子などの自己抗体値の確認も行う．

Ⅲ 唾液腺炎に対する抗菌薬の適応と用法

唾液腺炎の主な起炎菌のうち好気性菌のS. aureusとStreptococciは一般にペニシリン系のアンピシリン（以下，ABPC）やアモキシシリン（以下，AMPC）の感受性が良好である．

一方で嫌気性菌については，菌種によってβ-ラクタマーゼ産生菌の増加によるペニシリン系およびセフェム系への耐性化，クリンダマイシン（以下，CLDM），ニューキノロン系への耐性化が問題になっており，薬剤の選択に注意を要する[9]．Peptostreptococcus spp.はABPC，AMPCや第一世代セフェムの感受性は低いが，経口薬では第三世代セフェムのセフジトレンピボキシル（以下，CDTR-PI），セフカペンピボキシル（以下，CFPN-PI）など，点滴薬では第二世代セフェムのフロモキセフナトリウム（FMOX），第三世代セフェムのセフトリアキソン（CTRX）およびCLDMの感受性は一般に良好である．一方でPrevotella spp.では2000～13年の歯性感染症における報告で約30%がβ-ラクタマーゼ産生菌となっている[10]．

したがって唾液腺炎に対する抗菌薬は，小児反復性耳下腺炎などの軽症例ではS. aureusとStreptococciの抗菌スペクトラムを念頭に耐性菌出現の防止も考慮してABPCやAMPCを第一選択とする．化膿性唾液腺炎では軽～中等症例ではABPCとAMPCに加えて，齲歯や口腔内清掃不良がある場合などは，嫌気性菌の関与を念頭において内服抗菌薬のCDTR-PIやCFPN-PI，レボフロキサシン（以下，LVFX）を選択する．

炎症が周囲組織の蜂窩織炎に波及する場合はβ-ラクタマーゼ阻害薬配合ペニシリン系点滴薬のスルバクタム・アンピシリン（SBT/ABPC）やタゾバクタム・ピペラシリン（TAZ/PIPC），ピペラシリン（PIPC）にCLDMの併用などを選択する．重篤な例では，カルバペネム系のパニペネム/ベタミプロン（PAPM/BP），メロペネム（MEPM）の適応がある．膿瘍形成したものには膿瘍穿刺・切開などの外科的処置も併せて必要となる．

　ムンプスでは，発熱・痛みに対しては鎮痛解熱薬，小児では安全性が高いとされるアセトアミノフェンや，年長児・成人ではイブプロフェンを投与する．抗菌薬は一般に必要ないが，混合感染や二次感染を疑う例については投与を検討する．

　シェーグレン症候群に伴う急性化膿性唾液腺炎に対しては，ABPC，AMPC，CDTR-PI，CFPN-PIもしくはLVFXを選択し，疼痛に対しては非ステロイド系消炎鎮痛薬を併用する．

（山村幸江，吉原俊雄）

参考文献

1) 森田華奈子ほか：菌血症を伴った黄色ブドウ球菌による化膿性耳下腺炎・膿瘍の女児例―わが国小児例のまとめ―．小児感染免疫，25(3)：275-280，2013．
2) Chiu CH, et al：Clinical and microbiological analysis of six children with acute suppurative parotitis. Acta Paediatr, 85(1)：106-108, 1996.
3) Brook I：Acute bacterial suppurative parotitis：microbiology and management. J Craniofac Surg, 14(1)：37-40, 2003.
4) 工藤典代：耳下腺炎―化膿性耳下腺炎，流行性耳下腺炎などへの薬―．MB ENT，79：78-81，2007．
5) 吉原俊雄：化膿性唾液腺炎，化膿性耳下腺炎．644-647，別冊　新領域別症候群シリーズ　感染症症候群　第2版　下．日本臨牀社，2013．
6) 名木田　章ほか：炎症性耳下腺腫脹患児における耳下腺超音波検査の有用性．日小児会誌，110(8)：1092-1098，2006．
7) 工藤典代：反復性耳下腺炎の臨床的検討．小児耳鼻，19(1)：50-54，1998．
8) 武井修治：小児シェーグレン症候群SSの病態と臨床像　成人SSとの異同を中心に．日臨免疫会誌，33(1)：8-14，2010．
9) 日本化学療法学会・日本嫌気性菌感染症研究会（編）：耳鼻咽喉科領域感染症．155-159，嫌気性菌感染症診断・治療ガイドライン2007．協和企画，2007．
10) 金川昭啓：歯科における薬物療法の基本　2．抗菌薬療法の基本　臨床編．歯薬物療，32(3)：167-171，2013．

みみ・はな・のど感染症への上手な抗菌薬の使い方
―知りたい，知っておきたい，知っておくべき使い方―

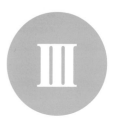

これだけは "知っておくべき" 抗菌薬の使い方

III これだけは"知っておくべき"抗菌薬の使い方

1 急性中耳炎

I はじめに

　鼻咽腔は常に外界からの病原体の侵入に曝され，感染しやすい部位である．そして，この鼻咽腔に隣接する中耳腔の細菌感染，つまり急性中耳炎は日常診療でしばしば遭遇する感染症である．

　急性中耳炎は高頻度に小児が罹患する代表的な上気道感染症であるが，本邦における急性中耳炎の正確な罹患頻度は不明である．欧米の報告によると，急性中耳炎は生後1歳までに62％，生後3歳までに83％の乳幼児が少なくとも1回は罹患すると報告されている[1]．また1歳までに75％の乳児が罹患するとの報告もある[2]．

　この急性中耳炎は主として耳鼻咽喉科医が治療対象とする疾患である．また，最近は高熱をきたす小児の急性疾患として小児科医も扱うことがあり，さらに夜間に発症することもあるため，救急医も扱うことが多い．

　そこで本稿では主に小児の急性中耳炎の病態，起炎菌，そして急性中耳炎に対する抗菌薬の選択について述べる．

II 発症機序

　鼻咽腔など上気道は，まずアデノウイルスやインフルエンザウイルスなどのウイルスに感染する．急性中耳炎の感染舞台である中耳腔は耳管経由で上咽頭とつながっているが，通常中耳腔は局所免疫や粘液線毛輸送系などで守られている．しかし一旦ウイルス感染により防御機能が低下すると，耳管経由で病原菌が中耳腔に達し急性中耳炎が発症する．

III 起炎菌

　細菌感染症である急性中耳炎の治療において，まず把握しておかなくてはならないことは，急性中耳炎をもたらしている病原体，つまり起炎菌が何かである．起炎菌により抗菌薬は使い分けるべきであり，起炎菌に対し抗菌力を持たない抗菌薬を使った場合は治癒を期待できない．効率よく治療を行うには，急性中耳炎患者をみたら，まず細菌検査（培養・同定・薬剤感受性）を行うことが望ましい．迅速キットによる検査を除けばその場で結果は得られないが，初期治療が奏効しない急性中耳炎に対する第二次選択薬を決めるにあたり有用となる．検体採取は上咽頭より，または鼓膜切開を行った場合は中耳分泌物より行う．すでに自然排膿している急性中耳炎の分泌物は外耳道の常在菌を含んでいることがあるので，急性中耳炎の起炎菌同定には適さない．

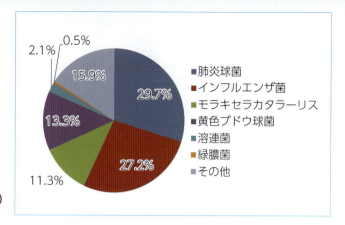

図Ⅲ-1 急性中耳炎の検出菌（195株）

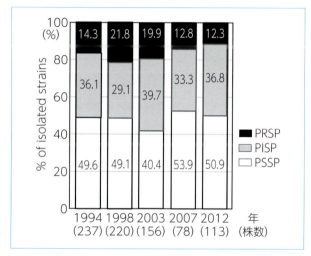

図Ⅲ-2 肺炎球菌の耐性率の年次推移

1．起炎菌分布

耳鼻咽喉科領域感染症臨床分離菌全国サーベイランス結果報告に基づき，急性中耳炎の起炎菌の分布について述べる．

急性中耳炎の主要な起炎菌は *Streptococcus pneumoniae*, *Haemophilus influenzae* および *Moraxella catarrhalis* であり，これらは3大起炎菌と言われている．その検出率は *S. pneumoniae* が29.7％，*H. influenzae* が27.2％，*M. catarrhalis* が11.3％である（図Ⅲ-1）[3]．従来これらの細菌は抗菌薬に対する感受性は良く急性中耳炎は治療に難渋する疾患ではなかった．しかし近年，抗菌薬の不適切な使用や集団保育による患児間の感染により耐性菌が増加し，難治化・再燃化する症例が増えてきた．

2．薬剤耐性化

起炎菌が薬剤耐性化すると，抗菌薬が効きにくくなり難治化をもたらす．以下に主要起炎菌の耐性率の推移を述べる．

1) *S. pneumoniae*

S. pneumoniae の耐性率の推移を図Ⅲ-2に示す．*S. pneumoniae* はペニシリンに対する耐性度により penicillin resistant *S. pneumoniae*（PRSP），penicillin intermediate *S. pneumoniae*（PISP），penicillin susceptible *S. pneumoniae*（PSSP）に分けられる．PRSPとPISPを合わせた耐性菌の検出率は1994年の時点で50％以上あったが2012年の時点でも変わっていない．PRSPだけをみてみると若干減少傾向にある[3]．耐性率は上がっていないとは言うものの，*S. pneumoniae* の半数が耐性であることを忘れてはならない．

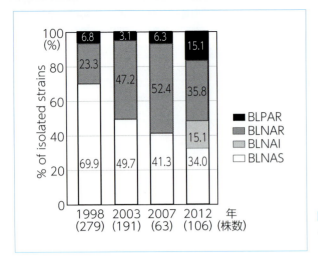

図Ⅲ-3 インフルエンザ菌の耐性率の年次推移

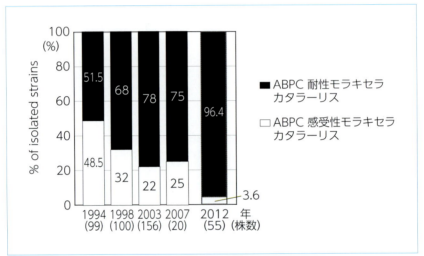

図Ⅲ-4 モラキセラカタラーリスの耐性率の年次推移

2) *H. influenzae*

　H. influenzae の耐性率の推移を図Ⅲ-3に示す．*H. influenzae* はβ-ラクタマーゼ(β-ラクタム環を基本骨格とする抗菌薬を不活化する酵素)産生の有無，アンピシリン(以下，ABPC)に対する感受性の程度により β-lactamase positive ABPC resistance(BLPAR)，β-lactamase negative ABPC resistance(BLNAR)，β-lactamase negative ABPC intermediate resistance(BLNAI)，β-lactamase negative ABPC sensitive(BLNAS)などに分けられる．1998年の時点ではBLPARとBLNARを合わせた耐性率は約30%であったのが，2012年にはBLNAIも加えると70%近くまで増加している[3]．*S. pneumoniae* に関しては当時より耐性化が問題となっており臨床医にも注意喚起されていたが，*H. influenzae* に関しては *S. pneumoniae* よりも対策が遅れていたことが，近年の *H. influenzae* 耐性化につながった1つの要因かもしれない．

3) *M. catarrhalis*

　M. catarrhalis はβ-ラクタマーゼを産生するグラム陰性双球菌でありβ-ラクタム系抗菌薬を不活化するだけで，病原性は持たない病原体(indirect pathogen)とされていた．つまり *M. catarrhalis* の存在により抗菌薬が不活化されるため，混合感染を起こしている細菌で，本来ならβ-ラクタム系抗菌薬に感受性のあるはずの *S. pneumoniae* や *H. influenzae* などの発育が阻止されなくなるとされていた．

表Ⅲ-1　急性中耳炎診療スコア

年齢	0点：2歳以上，3点：2歳未満
耳痛	0点：なし，1点：痛みあり，2点：持続性高度
発熱	0点：37.5℃未満，1点：37.5℃以上 38.5℃未満，2点：38.5℃以上
啼泣・不機嫌	0点：なし，1点：あり
鼓膜発赤	0点：なし，2点：ツチ骨柄，鼓膜一部，4点：鼓膜全体
鼓膜膨隆	0点：なし，4点：部分的な膨隆，8点：鼓膜全体の膨隆
耳漏	0点：なし，4点：鼓膜観察可，8点：鼓膜観察不可

評価：軽症：5点以下，中等症：6〜11点，重症：12点以上

しかし最近 M. catarrhalis の単独菌感染が見受けられるようになり，現在では急性中耳炎の起炎菌の1つとして考えられるようになっている．

近年この M. catarrhalis も耐性化の傾向にある．1994年には ABPC 耐性は約半数であったが，2012年には9割以上となっている(図Ⅲ-4)[3]．

Ⅳ 急性中耳炎の重症度分類

同じ急性中耳炎でも，治療開始時の重症度により治療方法は異なってくる．したがって，医師は自分の前にいる急性中耳炎患者の重症度を即座に判断しなくてはならない．そのため「小児急性中耳炎診療ガイドライン」[4]に用いられている急性中耳炎診療スコアを示す(表Ⅲ-1)．

まずは各評価項目を点数化する．年齢(0点：2歳以上，3点：2歳未満)，耳痛(0点：なし，1点：痛みあり，2点：持続性高度)，発熱(0点：37.5℃未満，1点：37.5℃以上 38.5℃未満，2点：38.5℃以上)，啼泣・不機嫌(0点：なし，1点：あり)，鼓膜発赤(0点：なし，2点：ツチ骨柄・鼓膜一部，4点：鼓膜全体)，鼓膜膨隆(0点：なし，4点：部分的な膨隆，8点：鼓膜全体の膨隆)，耳漏(0点：なし，4点：鼓膜観察可，8点：鼓膜観察不可)．

この点数を合計して，5点以下を軽症，6点以上11点までを中等症，12点以上を重症とする．

Ⅴ 抗菌薬の選択

1．留意点

細菌感染症である急性中耳炎を治療するための抗菌薬を選択するにあたって，以下の点に留意しなくてはならない．

1) 起炎菌に対し強い抗菌力を有すること

急性中耳炎の治療において抗菌薬を使用する場合，感染を起こしている菌に対して強い抗菌力を有する薬剤を選択すべきである．しかし残念ながら治療開始時に起炎菌が同定できていることはほとんどないため，前述の検出菌の分布，薬剤感受性を理解した上で，抗菌薬を選択すべきである．効果がないであろう抗菌薬を漫然と使用し続けることは，耐性化をもたらし，難治化が進む．

2) 感染部位への移行性に優れていること

抗菌薬を選択するにあたって，抗菌力だけではなく抗菌薬の移行性(中耳感染部位での薬剤濃度と持続時間)を考慮しなくてはならない．いくら抗菌力が強くても感染部位に十分な量が移行せず，またすぐ代謝排泄されてしまっては，十分な抗菌作用が得られない．

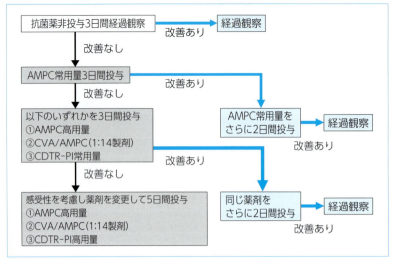

図Ⅲ-5　小児急性中耳炎症例の治療アルゴリズム（軽症）

3）安全性に優れていること

　どれほど抗菌力が強く，移行性が優れた薬剤でも，安全でない薬剤は問題である．

　特に乳児の腸内細菌叢は抗菌薬によって破壊されやすく，その結果下痢をきたしやすい．また比較的抗菌力が強いとされるニューキノロン系抗菌薬は一部を除き安全性が確立していないということで，小児適応が取れていない．

　最近，抗菌薬投与により，低カルニチン血症に伴う低血糖が問題視されている．抗菌薬にはピボキシル（PI）基を有するものがあるが，これらの抗菌薬は消化管での吸収を促進する目的で，抗菌薬活性成分本体にピバリン酸がエステル結合されている．薬剤は吸収後，代謝を受けてピバリン酸と抗菌薬活性本体になり，ピバリン酸はカルニチン抱合を受けて尿中に排泄される．その結果，血清中のカルニチンが低下する．カルニチンはミトコンドリア内での脂肪酸β酸化に必須な因子であり，カルニチン欠乏症になると脂肪酸β酸化ができず，糖新生が行えないため低血糖をきたす[5)6)]．したがってPIを有する抗菌薬，セフカペンピボキシル（CFPN-PI），セフジトレンピボキシル（以下，CDTR-PI），テビペネムピボキシル（以下，TBPM-PI）などを投与する時は患者の全身状態に気をつけるべきである．

　これらの留意すべき点を踏まえた上で「小児急性中耳炎診療ガイドライン」[4)]が作成された．以下，このガイドラインをもとに抗菌薬の選択について述べる．

2. 急性中耳炎投与抗菌薬

　各重症度の急性中耳炎に対する抗菌薬選択例を以下に示す．

1）軽症の場合（急性中耳炎診療スコア5点以下）

　軽症急性中耳炎の治療アルゴリズムを図Ⅲ-5に示す．軽症の急性中耳炎の場合は，細菌感染に先行するウイルス感染のみのこともあるので，まずは抗菌薬を投与せず3日間ほど経過をみる．3日後に改善がみられない場合は，アモキシシリン（以下，AMPC）の常用量を3日間投与する．もし改善がなければ抗菌薬を変更する．その時の抗菌薬としてはAMPCの高用量，クラブラン酸/アモキシシリン（以下，CVA/AMPC（1：14製剤）），またはCDTR-PIの常用量を3日間用いる．この時点でも改善がなければ，起炎菌の薬剤感受性を考慮して同じ3剤（CDTR-PIの場合は高用量に増量）のうち感受性のあるものを5日間投与する．

2）中等症の場合（急性中耳炎診療スコア6〜11点）

　中等症急性中耳炎の治療アルゴリズムを図Ⅲ-6に示す．中等症の場合は，最初から細菌感染として

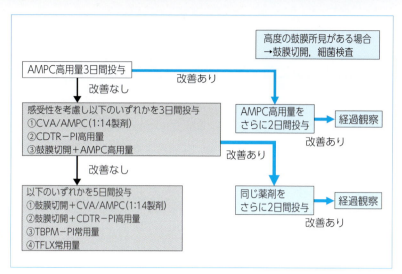

図Ⅲ-6 小児急性中耳炎症例の治療アルゴリズム（中等症）

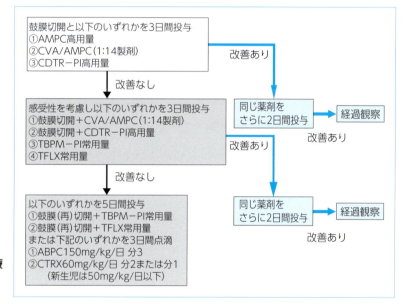

図Ⅲ-7 小児急性中耳炎症例の治療アルゴリズム（重症）

AMPC 高用量を 3 日間投与する．改善がなければ薬剤感受性を考慮して CVA/AMPC（1：14 製剤），CDTR-PI の高用量，または鼓膜切開を行った上で AMPC の高用量を 3 日間投与する．この治療でも改善がみられない場合は，鼓膜切開を行った上での CVA/AMPC（1：14 製剤），鼓膜切開を行った上での CDTR-PI の高用量，TBPM-PI の常用量またはトスフロキサシン（以下，TFLX）の常用量を投与する．

3）重症の場合（急性中耳炎診療スコア 12 点以上）

重症急性中耳炎の治療アルゴリズムを図Ⅲ-7 に示す．重症の場合は，まず鼓膜切開を行い AMPC の高用量，CVA/AMPC（1：14 製剤）または CDTR-PI の高用量を投与し，改善がなければ薬剤感受性を考慮し，再度鼓膜切開と CVA/AMPC（1：14 製剤），鼓膜切開と CDTR-PI の高用量，または TBPM-PI の常用量，TFLX の常用量の投与を 3 日間行う．それでも改善がみられない場合は，鼓膜切開と TBPM-PI の常用量，鼓膜切開と TFLX の常用量の 5 日間投与，または点滴で ABPC 150 mg/kg/日 分 3，セフトリアキソン（CTRX）60 mg/kg/日 分 2 または分 1 を 3 日間投与する．

VI 急性中耳炎に対するその他の対応

1. 局所処置

　急性中耳炎は細菌感染症であるので，その治療は抗菌薬の投与が中心となる．しかしながら抗菌薬の投与にもかかわらず改善がない場合，または高熱・疼痛が続く時には，治療アルゴリズムに記載した以外にも排膿目的で鼓膜切開や洗浄をもっと積極的に行う必要もある．

2. 鼻咽腔感染症の治療

　急性中耳炎の治療においては，もちろん抗菌薬の選択が最も大切であるが，その発症のきっかけとしてウイルスなどによる急性上気道炎があり，二次的な鼻咽腔の細菌感染が遷延していることが難治化をもたらしている場合が多い．そのためには抗炎症薬，抗ヒスタミン薬などの併用も必要であり，また鼻咽腔の処置・洗浄も大切な治療である．

3. 集団保育の影響

　昨今の両親の共働き率の増加に伴い，乳幼児の集団保育の低年齢化が進んでいる．乳幼児期はまだ抵抗力が弱い時期であり，この時期に保育園・託児所・幼稚園での集団保育に加わると，患児間の感染を繰り返し，急性中耳炎の反復化，起炎菌の耐性化につながる．

　したがって急性中耳炎や副鼻腔炎などの上気道感染が難治遷延化・反復化をきたしている場合は，登園を控えることも検討すべきであろう．また，患児自身は集団保育に加わっていなくても，登園している兄や姉が媒体となり罹患していることもあり得る．

VII まとめ

　以上，急性中耳炎に対する治療について病態・起炎菌・抗菌薬選択について述べた．急性中耳炎に限らず，感染症治療で最も大切なことは，現在目の前にいる患者の状態を早く的確に把握することである．起炎菌は何か，患者の全身状態はどうか，感染症の重症度はどの程度か，年齢・生活環境はどうかなどの情報をいち早く取得し，患者の状態に合った治療を効率よく行うことが大切である．不適切な治療は感染症の遷延化，反復化，流行化を招くので，特に抗菌薬の選択は慎重に行わなくてはならない．

（宮本直哉）

参考文献

1) Teele DW, et al：Epidemiology of otitis media during the first seven years of life in children in Greater Boston-a prospective cohort study-. J Infect Dis, 160(1)：83-94, 1989.
2) Faden H, et al：Otitis Media-back to basics-. Pediatr Infect Dis J, 17(12)：1105-1113, 1998.
3) 鈴木賢二ほか：第5回耳鼻咽喉科領域感染症臨床分離菌全国サーベイランス結果報告．日耳鼻感染症・エアロゾル会誌，3(1)：5-19，2015．
4) 日本耳科学会，日本小児耳鼻咽喉科学会，日本耳鼻咽喉科感染症・エアロゾル学会(編)：小児急性中耳炎診療ガイドライン2013年版．金原出版，2013．
5) Melegh B, et al：Pivampicillin-promoted excretion of pivaloylcarnitine in humans. Biochem Pharmacol, 36(20)：3405-3409, 1987.
6) Holme E, et al：Carnitine deficiency induced by pivampicillin and pivmecillinam therapy. Lancet, 2 (8661)：469-473, 1989.

III これだけは"知っておくべき"抗菌薬の使い方

2 急性鼻副鼻腔炎

I 急性上気道炎と急性鼻副鼻腔炎の関係

　急性鼻副鼻腔炎は急性上気道炎の根幹となる疾患である．急性鼻副鼻腔炎を制御することが急性上気道炎の治療につながる．急性ウイルス性上気道炎の一部に急性細菌性鼻副鼻腔炎が合併する．ウイルスと細菌の相互関係により複合感染が起こり，急性鼻副鼻腔炎の難治化が引き起こされる．当然のことであるが，急性ウイルス性上気道感染には抗菌薬は不要であり，急性細菌性鼻副鼻腔炎は抗菌薬を必要とする．

急性鼻副鼻腔炎の病態

　急性鼻副鼻腔炎は，「急性に発症し，発症から4週間以内の鼻副鼻腔の感染症で，鼻閉，鼻漏，後鼻漏，咳嗽といった呼吸器症状を呈し，頭痛，頬部痛，顔面圧迫感などを伴う疾患」と定義される[1]．原因微生物はウイルス感染が発端となり，数日後には細菌感染に移行することが多い[1]．急性上気道炎の多くはウイルス感染である．細菌性副鼻腔炎は，急性ウイルス性上気道感染症の小児では5～13.0%[2]に，成人では0.5～2%[3]に合併する．副鼻腔口，特にostiomeatal complex（以下，OMC）の閉塞，線毛数の減少または機能低下，分泌物の過剰産生または粘性の変化があると急性副鼻腔炎を起こしやすい[4)~6)]とされる．

　急性鼻副鼻腔炎の鑑別診断として急性ウイルス性上気道炎，アレルギー性鼻炎が挙げられる．

II 鼻腔所見をとることの大切さ

　診断のためには鼻腔所見を正確に把握することが大切である．前鼻鏡検査では鼻腔の前半部しか観察できない．重症例や遷延例では適切な前処置をして内視鏡で鼻腔を観察する．それにより中鼻道への粘膿性鼻汁の流下の有無，後鼻漏の有無が確認できる．鼻腔所見を把握するために前鼻鏡や内視鏡検査による観察を行い，なお不十分と判断された場合に鼻X線単純撮影を施行する．CT，MRIは眼窩内，頭蓋内合併症のある場合，手術治療が考慮される場合に適応がある[5]が，通常の経過の急性鼻副鼻腔炎では不要である．

　【症　例】：4歳，男児
　【主　訴】膿性鼻汁と湿性咳嗽
　【現病歴】1週間前から膿性鼻汁と湿性咳嗽があり受診した．発熱はなく全身状態は良好であった．
　【初診時現症】前鼻鏡検査で中鼻道は正常であった．鼻腔内視鏡検査で後鼻孔に後鼻漏を認めた（図III-8）．咽頭視診で後鼻漏を認めた（図III-9）が，嚥下の後に消失した．
　【検査成績および治療経過】鼻咽腔細菌検査でβ-lactamase negative ampicillin sensitive（以下，BLNAS）と*Moraxella catarrhalis*を認めた．アモキシシリン（以下，AMPC）高用量5日間およびセフ

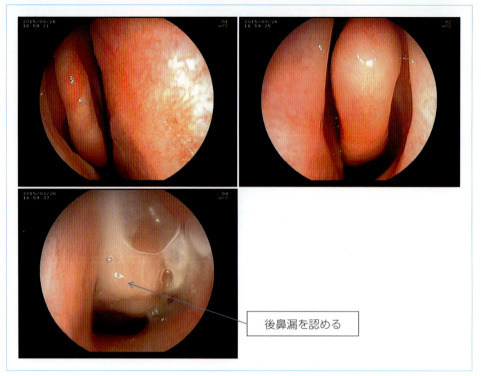

図Ⅲ-8 症例：4歳，男児．主訴：膿性鼻汁と湿性咳嗽
前鼻鏡検査では中鼻道に膿汁を認めなかったが，内視鏡検査で後鼻漏を認めた．BLNASとM. catarrhalisを検出した．AMPC高用量5日間とCDTR-PI高用量5日間，計10日間の抗菌薬投与により治癒した．

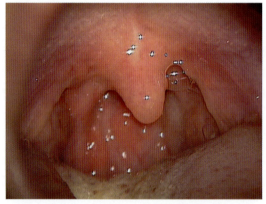

図Ⅲ-9 図Ⅲ-8と同一症例
咽頭視診で後鼻漏を認めるが，再現性に乏しく，嚥下運動をさせると消失した．

ジトレンピボキシル（以下，CDTR-PI）高用量5日間の投与により膿性鼻汁，湿性咳嗽ともに消失した．
　本症例では膿性鼻汁が前鼻鏡では明視できず，後鼻漏が内視鏡検査で確認され，急性鼻副鼻腔炎による湿性咳嗽と診断された．後鼻孔付近の後鼻漏は内視鏡検査にて再現性を認めるが，咽頭視診による後鼻漏は嚥下により消失することが多い．小児の鼻腔所見を観察することは手間がかかるが，丁寧に所見をとることが大切である．

Ⅲ 薬物治療を始める前に

薬物治療を始める前に鼻処置，自然口開大処置，上顎洞洗浄を行うことは，OMC閉塞を抑制する

効果がある．近年，電動式鼻吸い器，鼻かみ練習器が市販されており，乳児や幼児に対する器械・器具の使用法を保護者に説明し，家庭での鼻処置に役立ててもらう．鼻吸い器は主に0〜1歳児に，鼻かみ練習器はうまく鼻がかめない2〜4歳児に適している．

IV 急性鼻副鼻腔炎の原因微生物

　急性上気道炎の原因ウイルスはアデノウイルス，インフルエンザウイルス，パラインフルエンザウイルス，ライノウイルス，RSウイルス，ボカウイルス，メタニューモウイルス，コロナウイルス，エンテロウイルスなど多数あるが，現在ウイルス抗原迅速検査ができるのはアデノウイルス，インフルエンザウイルス，RSウイルス，メタニューモウイルスのみである．今後ウイルス検査が簡便に行えるようになれば，原因微生物が明らかとなり，抗菌薬使用の基準が変化する可能性がある．

　一方，急性鼻副鼻腔炎の主な原因菌は Streptococcus pneumoniae, Haemophilus influenzae, M. catarrhalis である[1]．細菌培養検査が通常行われるが，S. pneumoniae, group A streptococcus（GAS）には迅速検査も可能である．肺炎球菌診断迅速キット（ラピラン®）を使用すれば鼻咽腔に S. pneumoniae が存在するか否かが高い確率でわかる．

　S. pneumoniae にはペニシリン系，セフェム系，一部のマクロライド系，カルバペネム系，キノロン系抗菌薬が有効である．H. influenzae には一部のペニシリン系，セフェム系，カルバペネム系，キノロン系抗菌薬が有効である．H. influenzae に対するペニシリン系抗菌薬の感受性はBLNASでは有効であるがβ-lactamase negative ampicillin resistance（BLNAR）では経口静注用ペニシリン系抗菌薬を除き無効であり，β-lactamase positive ampicillin resistance（BLPAR）はペニシリン系抗菌薬の中でもβ-ラクタマーゼ阻害薬配合剤に感受性がある．15員環マクロライド系抗菌薬であるアジスロマイシン（以下，AZM）は H. influenzae に有効であるが，小児に保険適応がなく，S. pneumoniae には効果が少ない．テトラサイクリン系抗菌薬は8歳未満に禁忌であるが H. influenzae に有効である．小児用ニューキノロン系経口抗菌製剤トスフロキサシン（TFLX）は H. influenzae, S. pneumoniae ともに良好な感受性を示すが，副鼻腔炎に保険適応がない．

V 集団保育と家族内感染

　小児の急性鼻副鼻腔炎は集団保育と密接にかかわっている．保育園・幼稚園通園児や本人が通園していなくても兄姉が通園している小児は罹患しやすい．一方，成人の急性鼻副鼻腔炎は家族内感染とかかわりが強い．小児と同居する両親，面倒をみている祖父母，保育士，幼稚園教諭が罹患しやすい[7]．妊婦の罹患はほとんどが第2子以降の妊娠中に起こり，第1子の妊娠中に起こることは少ない．

VI ウイルス性か細菌性かの鑑別

　急性鼻副鼻腔炎がウイルス性か細菌性か，あるいは両者の感染か，病歴から鑑別することは難しい．急性ウイルス性鼻副鼻腔炎では特別な治療をしなくても10日以内に治癒する．しかし，①鼻症状と咳嗽が10日以上30日未満改善なく持続する，②初期から高熱と膿性鼻汁が3〜4日続く，③改善傾向が数日あって急速に鼻症状，発熱などが出現する場合は細菌の二次感染による急性細菌性鼻副鼻腔炎と

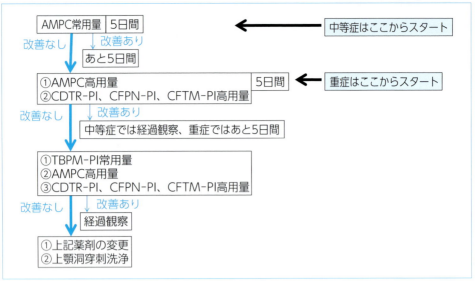

図Ⅲ-10 小児治療アルゴリズム

(文献1より引用,一部改変)

診断する[8].その上で,鼻腔を観察し中鼻道や後鼻孔に粘膿性鼻汁の流下が認められれば,より早期に急性細菌性鼻副鼻腔炎の診断ができる.

Ⅶ 抗菌薬による治療

急性鼻副鼻腔炎診療ガイドライン(以下,ガイドライン)に即して行う.*S. pneumoniae* 感染を考慮して,第一選択薬はペニシリン系抗菌薬である.

1. 小児の急性鼻副鼻腔炎(図Ⅲ-10)

1) 軽症例に対する抗菌薬治療

(1) ウイルス感染が主体のため,原則として抗菌薬非投与で5日間の経過観察を行う.

(2) 改善がみられない場合には,AMPC 常用量(40 mg/kg/日 分3)による治療を5日間行う.

2) 中等症例に対する抗菌薬治療

(1) AMPC 常用量による治療を5日間行う.

(2) 改善がみられない場合は,AMPC 高用量(60〜90 mg/kg/日 分3),あるいは CDTR-PI,セフカペンピボキシル(以下,CFPN-PI),セフテラムピボキシル(以下,CFTM-PI)高用量(18 mg/kg/日 分3)による治療を5日間行う.

3) 重症例に対する抗菌薬治療

(1) AMPC 高用量,あるいは CDTR-PI,CFPN-PI,CFTM-PI 高用量(18 mg/kg/日 分3)による治療を5日間行う.

(2) 改善がみられない場合にはテビペネムピボキシル(以下,TBPM-PI)常用量(8 mg/kg/日 分2),あるいは原因菌の薬剤感受性を考慮し AMPC 高用量(60〜90 mg/kg/日 分3),あるいは CDTR-PI,CFPN-PI,CFTM-PI 高用量(それぞれ 18 mg/kg/日 分3)による治療を5日間行う.

2. 成人の急性鼻副鼻腔炎(図Ⅲ-11)

成人の急性鼻炎,急性副鼻腔炎は小児のそれとほぼ同様であるが,次の点が異なる.

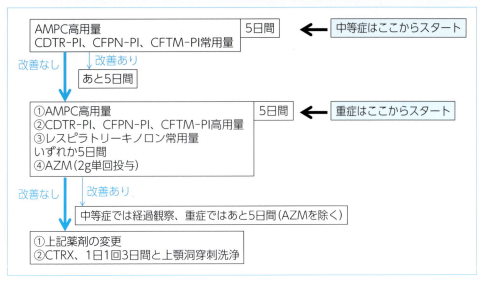

図Ⅲ-11　成人治療アルゴリズム

(文献1より引用，一部改変)

1) 中等症例に対する抗菌薬治療

AMPC 高用量(1500 mg 分3)の他に CDTR-PI 常用量, CFPN-PI 常用量, CFTM-PI 常用量(3錠 分3)による治療を5日間行う．

2) 重症例に対する抗菌薬治療

(1) AMPC 高用量(1500 mg 分3), CDTR-PI 高用量, CFPN-PI 高用量, CFTM-PI 高用量(それぞれ6錠 分3)の他にレボフロキサシン(LVFX)500 mg 錠 分1, ガレノキサシン(GRNX)200 mg 錠2錠 分1 またはシタフロキサシン(STFX)50 mg 錠2錠 分1 あるいは 50 mg 錠4錠 分2, またはモキシフロキサシン(MFLX)400 mg 錠 分1を5日間投与, あるいは AZM 2 g 単回投与を行う．

(2) 改善がみられない場合には，セフトリアキソン(CTRX)2 g/日　3日間静注を行う．

Ⅷ　ガイドラインに準拠した治療でどの程度治癒するのか

成人急性鼻副鼻腔炎50例に CDTR-PI を中等症には3錠 分3, 重症には6錠 分3にて処方し，主治医による効果判定で83.7％が治癒，治癒しなかった例は全例抗菌薬変更(一部症例では上顎洞穿刺洗浄を併用)して全例治癒した，と報告されている[7]．ガイドラインに準拠した治療により，急性鼻副鼻腔炎の大部分の症例を治癒に導くことができると考えられる．

〈処方上の留意点〉

(1) 粘性鼻汁，膿性鼻汁のすべてが細菌性であるとは限らない．小児第1子で集団保育のない新生児，乳幼児は抗菌薬処方の適応になることが少ない．

(2) クラリスロマイシン(以下，CAM)の使用法に注意する．後鼻漏症候群が慢性鼻副鼻腔炎の病態であるとは限らない．むしろ就学前の小児は急性鼻副鼻腔炎の頻度が高い．急性鼻副鼻腔炎に抗菌薬として CAM を単独で使用する場合は，細菌感受性検査で *M. catarrhalis* が単独で検出された場合か，CAM に感受性のある一部の *S. pneumoniae* が検出された時である．

(3) 小児鼻副鼻腔炎で原因菌がインフルエンザ耐性菌である場合に，有効な抗菌薬が少ない．保険適応，年齢を考慮して処方する．TBPM-PI を処方する際には高用量(12 mg/日　分2)が望ましい．

（4）AZM は *S. pneumoniae* には効果が少ない．原因菌が *H. influenzae* であることを確認したのち処方するか，初診時に処方する場合には1週間後の経過観察が必要である．

（5）成人の急性鼻副鼻腔炎でレスピラトリーキノロンを10日間内服しても軽快しない時には，嫌気性菌感染の他，*Pseudomonas aeruginosa*，腸内細菌，真菌感染などを疑い精査をする．

（6）嫌気性菌に感受性のある薬剤は，内服薬ではスルタミシリントシル酸塩水和物（SBT/AMPC），ミノサイクリン（MINO），注射薬ではセフェム系，カルバペネム系，クリンダマイシン（CLDM）などである．

（7）副鼻腔から *P. aeruginosa*，腸内細菌，真菌が検出された場合には，慢性鼻副鼻腔炎としての対応をする．

（松原茂規）

参考文献

1) 日本鼻科学会（編）：急性鼻副鼻腔炎診療ガイドライン 2010 年版．日鼻科会誌，49：143-247，2010．
2) American Academy of Pediatrics Subcommittee on Management of Sinusitis and Comittee on Quality Improvement：Clinical practice guideline—management of sinusitis—. Pediatrics, 108(3)：798-808, 2001.
3) Antimicrobial treatment guidelines for acute bacterial rhinosinusitis. Sinus and Allergy Health Partnership. Otolaryngol Head Neck Surg, 123(1 Pt 2)：5-31, 2000.
4) Wald ER, et al：Acute sinusitis in children. Adv Otolaryngol Head Neck Surg, 2：165-188, 1988.
5) 竹内万彦：第5章　風邪症候群と関連疾患．急性鼻副鼻腔炎．川内秀之（編）：92-98，ENT 臨床フロンティア　風邪症候群と関連疾患—そのすべてを知ろう．中山書店，2013．
6) 保富宗城ほか：第6章　風邪症候群により増悪する疾患．急性中耳炎，鼻副鼻腔炎．川内秀之（編）：126-134，ENT 臨床フロンティア　風邪症候群と関連疾患—そのすべてを知ろう．中山書店，2013．
7) 松原茂規：急性鼻副鼻腔炎診療ガイドライン（成人）に準拠した cefditoren pivoxil 投与の臨床効果．耳鼻と臨，60：173-182，2014．
8) Wald ER, et al：Clinical practice guideline for the diagnosis and management of acute bacterial sinusitis in children aged 1 to 18 Years. Pediatrics, 132(1)：e262-e280, 2013.
9) 日本化学療法学会，日本嫌気性菌感染症研究会（編）：第1章 1．嫌気性菌感染症の疫学．2-13，嫌気性菌感染症診断・治療ガイドライン 2007．協和企画，2007．

III これだけは"知っておくべき"抗菌薬の使い方

3 急性扁桃炎

I 急性扁桃炎の起炎微生物は何か？

　急性扁桃炎の起炎微生物は呼吸器系ウイルスまたは細菌である．**表III-2** に急性扁桃炎を起こす代表的なウイルスと細菌を挙げている．小児と成人では違いがあるが，急性扁桃炎ではウイルスと細菌とどちらが主体となることが多いのだろうか．急性扁桃炎単独でのウイルスの関与についてのはっきりした報告はないが，急性咽頭炎も含めた急性咽頭・扁桃炎については，小児ではウイルス性が40～70％，成人では20～30％程度とされる．我が国では2004～05年に成人急性咽頭・扁桃炎の起炎微生物のサーベイランスが行われ，アデノ・インフルエンザ・RSウイルス，ヒトメタニューモウイルスが合計で約15％認められた[1]（**表III-3**）．成人および小児の急性咽頭・扁桃炎の細菌培養検査については，第5回耳鼻咽喉科領域感染症臨床分離菌全国サーベイランスが2011～12年に全国29大学と26関連施設で行われている．そのデータを**表III-4**に示す[2]．*Streptococcus* spp. が48.8％と約半数を占めているが，これは口腔内常在菌であり，起炎菌としては *Streptococcus pyogenes* が最も多く29.8％であった．ついで *Streptococcus pneumoniae* は4.1％，*Staphylococcus aureus* 2.5％，*Haemophilus influenzae* 1.7％であった．この結果から，急性扁桃炎で最も多いのは *S. pyogenes* であり，リウマチ熱，糸球体腎炎などの合併症を引き起こすリスクがある細菌感染症であることから，まずは細菌性の扁桃炎では *S. pyogenes* を念頭におく必要があり，まずはそれを確認する．そして，*S. pyogenes* が否定されたら，他の細菌性扁桃炎を考えることになる．

表III-2　急性扁桃炎を起こす微生物

ウイルス	細菌
アデノウイルス（*Adenovirus*）	A群β溶連菌（*S. pyogenes*）
インフルエンザウイルス（*Influenza virus*）	その他のレンサ球菌
パラインフルエンザウイルス（*Parainfluenza virus*）	黄色ブドウ球菌（*S. aureus*）
RSウイルス（*Respiratory syncytial virus*）	肺炎球菌（*S. pneumoniae*）
ライノウイルス（*Rhinovirus*）	インフルエンザ菌（*H. influenzae*）
コロナウイルス（*Human Coronavirus*）	モラキセラカタラーリス（*M. catarrhalis*）
コクサッキーウイルス（*Coxackievirus*）	嫌気性菌※（*Fusobacterium*，*Prevotella* など）
エンテロウイルス（*Enterovirus*）	
EBウイルス（*EB virus*）	
サイトメガロウイルス（*Cytomegalovirus*）	
単純ヘルペスウイルス（*Herpes simplex virus*）	

※主に扁桃周囲炎や扁桃周囲膿瘍をきたす

表Ⅲ-3 15歳以上の急性咽頭・扁桃炎の起炎微生物

起炎微生物		分離菌株数/症例数	%
細菌	化膿レンサ球菌	29/214	13.6
	溶血レンサ球菌	35/214	16.4
	β溶血性	6/214	
	C群	8/214	
	D群	6/214	
	B群	11/214	
	インフルエンザ菌	52/214	24.3
	H. haemolyticus	23/214	10.7
	肺炎球菌	11/214	5.1
	モラキセラカタラーリス	8/214	3.7
	黄色ブドウ球菌	71/214	33.2
	その他	13/214	6.1
ウイルス	アデノウイルス	10/205	4.9
	インフルエンザウイルス	6/205	2.9
	RSウイルス	2/191	1.0
	ヒトメタニューモウイルス	13/206	6.3

(文献1より引用)

表Ⅲ-4 急性扁桃炎の細菌培養検査

	0〜5歳		6〜19歳		20〜59歳		60歳以上	
	症例数	%	症例数	%	症例数	%	症例数	%
S. aureus					2	2.1%	1	11.1%
CNS								
S. pneumoniae	1	20%	1	10%	2	2.1%	1	11.1%
S. pyogenes	1	20%	3	30%	32	33.0%		
S. agalactiae and other other Streptococcus spp.	3	60%	5	50%	47	48.4%	4	44.5%
M. catarrhalis								
H. influenzae					2	2.1%		
other Haemophilus spp.								
Enterobacteriaceae								
P. aeruginosa					1	1.0%		
other NFGNR								
Candida spp.								
others			1	10%	11	11.3%	3	33.3%
Total	5	100%	10	100%	97	100%	9	100%

(文献2より引用)

Ⅱ ウイルス性扁桃炎

　まず扁桃炎と診断したら，ウイルス性扁桃炎かどうかを診断する．もちろんその場では診断ができずに，血液検査などから後でわかることもあるが，抗菌薬の必要性の有無や，合併症をきたす疾患もあるので，このステップは重要である．特に小児ではウイルス性扁桃炎が多いので，特徴的な咽頭所見を見逃さないように注意する．小児の場合は，アデノウイルスによる咽頭結膜熱，コクサッキーウイルスやエンテロウイルスによるヘルパンギーナ，扁桃だけでなく口内炎や歯肉炎も起こす単純ヘルペス感染症がある．アデノウイルスは迅速検査キットがあるので，咽頭結膜熱を疑えば検査キットで確認する（ただしアデノウイルスに特徴的な咽頭所見はないので，高熱が続いたり，周辺での流行状況

表Ⅲ-5 小児伝染性単核球症の診断基準

臨床所見：以下のうち3項目以上を満たす
1）発熱 2）扁桃・咽頭炎 3）頸部リンパ節腫脹 4）肝腫大 5）脾腫
検査成績
1）末梢血リンパ球数≧50％あるいは≧5,000/μl かつ 2）異型リンパ球数あるいはHLA-DR⁺細胞≧10％あるいは≧1,000/μl
血清学的所見：以下のうち1項目以上を満たす
1）急性期 VCA-IgM 抗体陽性でその後陰性化 2）ペア血清で VCA-IgG 抗体の4倍の上昇 3）急性期に EA 抗体陽性，EBNA 陰性 4）急性期 VCA-IgG 抗体陽性で，EBNA 抗体がのちに陽転 5）急性期〜早期回復期 EA-IgG 抗体の一過性上昇

（文献3より引用，改変）

で疑うことになることも多い）．ヘルパンギーナは検査キットがないので，臨床症状や口腔内の特徴的なアフタなどの咽頭所見で判断する．単純ヘルペスは検査方法があるが，通常は特徴的な口腔所見や歯肉炎から診断可能なことが多い．またEBウイルスが引き起こす伝染性単核球症も診断上重要である．表Ⅲ-5に小児の伝染性単核球症の診断基準を示す．扁桃に白苔付着，頸部リンパ節腫脹などがあれば，血液検査などで診断する必要がある．

次に成人であるが，成人ではウイルス性扁桃炎は少なく，最も重要なのはEBウイルスによる伝染性単核球症である．それほど割合が多い訳ではないが，抗菌薬が無効であり，肝機能異常や稀には重篤な血球貪食症候群などの合併症をきたすことがあるので必ず念頭におかなければならない疾患であり，少しでも疑えば血液検査などで確認する．扁桃には強い白苔をきたすことが多いが，他の細菌性扁桃炎でも白苔は付くので，それだけで診断することはできず，血液検査で単核球増多，異型リンパ球の上昇，肝機能異常，血清抗体価上昇などを確認する．

Ⅲ 小児の細菌性扁桃炎

1. *S. pyogenes* による細菌性扁桃炎

ウイルス性扁桃炎がほぼ除外された場合，細菌性扁桃炎として抗菌薬治療を検討する．その際最も重要なのは，*S. pyogenes* の感染症かそれ以外の微生物による感染症かを判断することである．*S. pyogenes* の検出には，迅速抗原検出検査と咽頭細菌培養検査があり，そのどちらかまたは両方で診断する（ただし両方行った場合，保険請求に注意が必要）．

A群β溶連菌性扁桃炎を診断できたら，抗菌薬治療を行う．*S. pyogenes* に対してはペニシリン系とセフェム系抗菌薬が MIC からみて優れており，従来はペニシリン系抗菌薬を10〜14日間投与することが第一選択とされてきたが，Kaplan ら[4]はペニシリン V での除菌率の低下を報告した．*S. pyogenes* 自体はペニシリン耐性を持っていないが，よく常在菌として鼻咽腔に存在する *Moraxella catarrhalis* はほとんどがβ-ラクタマーゼ産生菌であり，β-ラクタマーゼによって効果が失われている可能性がある．またさらに Casey ら[5]がメタアナリシスで，ペニシリン10日間よりセフェム系抗菌薬10日間のほうが細菌学的効果，臨床効果ともに優れているとし，セフェム系抗菌薬の優位性を報告したが，それに対しては異論も出てきて，ペニシリン VS セフェムで論争となっており，第一選択をどちらに

表Ⅲ-6　急性咽頭・扁桃炎の重症度スコア（小児）

小児		スコア		
		0	1	2
症状スコア	不機嫌，活動性の低下	なし	軽度（活動性が鈍る）	高度（常時，ぐったりしている）
	咽頭痛による摂食量の低下	なし	軽度（固形物は食べない）	高度（ほとんど食べない）
	発熱	37.5℃未満	37.5〜38.5℃	38.6℃以上
咽頭扁桃スコア	咽頭粘膜の発赤・腫脹	発赤のみ	中等度	高度に発赤・腫脹
	扁桃の発赤・腫脹	発赤のみ	中等度	高度に発赤・腫脹
	扁桃の膿栓	なし	扁桃に散見される	扁桃全体
軽症：合計スコア0〜3点，中等症；合計スコア4〜8点，重症；合計スコア9点以上				

（文献9（日本口腔・咽頭科学会ガイドライン委員会）より引用）

するかは海外では決着していない．国内の最近のデータでは，アモキシシリン（以下，AMPC）でも適切な量と期間で使用すれば，特に耐性菌はないので除菌は問題ないとされる[6]．ただしAMPC 10日間投与とセフジトレンピボキシル（以下，CDTR-PI）5日間投与で除菌率に差がないことから，服薬コンプライアンスを考えてセフェム系抗菌薬短期投与という考え方もある．

2011年版の小児呼吸器感染症ガイドラインではA群溶連菌性扁桃炎について，バイシリンGまたはAMPC 10日間投与を基本的な第一選択としつつも，服薬コンプライアンスを考慮して，セフジニル（以下，CFDN），CDTR-PI，セフカペンピボキシル（以下，CFPN-PI），セフテラムピボキシル（以下，CFTM-PI）の5日間投与を併記している[7]．またペニシリンアレルギーのある場合にマクロライド系抗菌薬（クラリスロマイシン；CAM，アジスロマイシン；AZMなど）での治療について述べているが，耐性菌には注意が必要である．

なお，次の S. pyogenes 以外の扁桃炎でも同様であるが，ピボキシル基を有するセフェム系抗菌薬（CDTR-PI，CFPN-PI，CFTM-PI）とカルバペネム系抗菌薬（テビペネムピボキシル：TBPM-PI）については，代謝産物であるピバリン酸がカルニチン抱合されることにより，小児では（特に乳児において）二次性低カルニチン血症をきたすことがあり，低血糖など重篤な症状をきたした例もあるので注意が必要である[8]．具体的なリスクとしては，①連用すること，②低年齢で発熱などにより食事が十分とれていないこと，③重症心身障害児などはリスクがあると考えて，慎重に投与することを心がける必要がある．

2. S. pyogenes 以外の細菌性扁桃炎

小児の扁桃炎はウイルスと S. pyogenes が主役であり，それ以外の細菌性扁桃炎は少ない．臨床所見や検査でウイルスと S. pyogenes を除外すると，S. pyogenes 以外のレンサ球菌や S. pneumoniae などが原因菌となることが多く，ペニシリン系やセフェム系抗菌薬が第一選択となるかと思われる．日本口腔・咽頭科学会ガイドライン委員会によって作成された小児の急性咽頭・扁桃炎の重症度スコアを表Ⅲ-6に示す[9]〜[11]．表に示すようにスコアの合計点で，軽症（0〜3点），中等症（4〜8点），重症（9点以上）に分けられる．ガイドラインでは成人の治療方針は述べられているが，小児については治療方針までは示されていない．成人のガイドラインや文献を参考に，重症度に応じた治療方針を図Ⅲ-12に示す．軽症の場合はまずは抗菌薬を使用せず，NSAIDsなどの対症療法で3日間経過をみるのを基本とするが，抗菌薬がどうしても必要であればAMPCを常用量で用いる．軽症例でも3日間で改善しない場合は，中等症に準じて抗菌薬を投与する．中等症では第一選択としては，AMPCやクラブラ

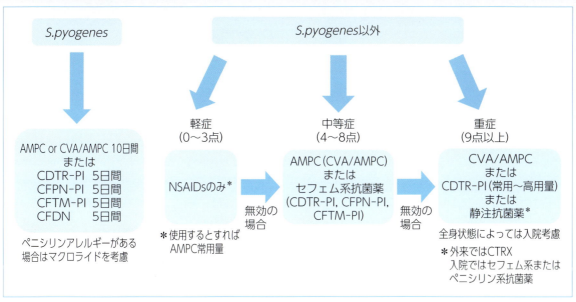

図Ⅲ-12 小児の細菌性扁桃炎（ウイルス性扁桃炎を除外したもの）

表Ⅲ-7 急性咽頭・扁桃炎の重症度スコア（成人）

成人		スコア		
		0点	1点	2点
症状スコア	日常生活の困難度	さほど支障ない	支障はあるが，休むほどではない．	仕事，学校を休む
	咽頭痛・嚥下痛	違和感または軽度	中等度	摂食困難なほど痛い
	発熱	37.5℃未満	37.5～38.5℃	38.6℃以上
咽頭・扁桃スコア	咽頭粘膜の発赤・腫脹	発赤のみ	中等度	高度の発赤腫脹
	扁桃の発赤・腫脹	発赤のみ	中等度	高度の発赤腫脹
	扁桃の膿栓	なし	扁桃に散見される	扁桃全体
軽症：合計スコア0～3点，中等症：合計スコア4～8点，重症；合計スコア9点以上				

（文献9（日本口腔・咽頭科学会ガイドライン委員会）より引用）

ン酸・アモキシシリン（以下，CVA/AMPC）などのペニシリン系抗菌薬とCDTR-PI，CFPN-PI，CFTM-PIなどのセフェム系抗菌薬を使用する．それでも改善しない場合は，重症に準じた治療に変更する．重症例では，CVA/AMPCやCDTR-PIを常用量～高用量で使用する．また全身状態によっては，内服ではなく外来での静注抗菌薬OPAT（使用する抗菌薬はセフトリアキソン；CTRX）や入院での静注抗菌薬（ペニシリン系またはセフェム系）を考慮する．

Ⅳ 成人の細菌性扁桃炎

1. S. pyogenes による細菌性扁桃炎

　基本的には先に述べた小児の場合と同じである．ペニシリン系抗菌薬（AMPC，CVA/AMPC）10日間またはセフェム系抗菌薬（CDTR-PI，CFPN-PI，CFTM-PI，CFDN）5日間が第一選択となる．

2. S. pyogenes 以外の細菌性扁桃炎

　成人の急性咽頭・扁桃炎の重症度は，日本口腔・咽頭科学会のガイドラインを表Ⅲ-7に示す[8)～10)]．小児と同様にスコアの合計点で，軽症（0～3点），中等症（4～8点），重症（9点以上）に分けられる．成

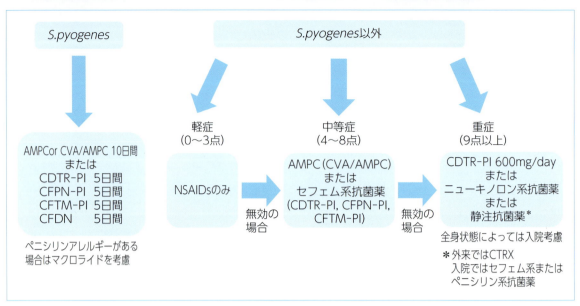

図Ⅲ-13 成人の細菌性扁桃炎（ウイルス性を除く）

人の急性咽頭・扁桃炎については，ガイドラインでも治療指針が示されており，それを改変したものを図Ⅲ-13に示す．まず軽症例（スコア0〜3点）は抗菌薬を投与せずNSAIDsのみの対症療法が推奨されている．対症療法3日間で改善しない場合は，中等症に準じて治療する．中等症（スコア4〜8点）はAMPCやCVA/AMPCまたはセフェム系抗菌薬（CDTR-PI，CFPN-PI，CFTM-PI）を第一選択とした．ガイドラインでは中等症では第1世代セフェムを選択しているが，これは溶連菌感染症も併せたガイドラインであり，溶連菌感染を想定しているかと思われるが，本稿では溶連菌を除外した非溶連菌性扁桃炎としているため，第1世代セフェムでは S. pneumoniae や H. influenzae に対しては不十分であり，第3世代セフェムとした．加療3日間で改善しない場合は，重症に準じた治療に変更する．重症（スコア9点以上）では，セフェム系としては高用量投与の可能なCDTR-PI 600 mg/日，またはニューキノロン系抗菌薬を第一選択とするが，状態によっては静注抗菌薬を考慮する．原案では第3世代セフェムとなっているが，すでに中等症を第3世代セフェムとしたので，重症では高用量投与の可能なCDTR-PIの高用量またはニューキノロンを選択とした．ニューキノロンとしては，レボフロキサシン（LVFX），ガレノキサシン（GRNX），モキシフロキサシン（MFLX），シタフロキサシン（STFX）などから選択する．静注抗菌薬としては，外来であれば1日1回投与でよいCTRX，入院であればペニシリン系またはセフェム系抗菌薬，クリンダマイシン（CLDM）などから静注薬を選択する．

（澤田正一）

参考文献

1) Suzumoto M, et al：A scoring system for management of acute pharyngo-tonsillitis in adults. Auris Nasus Larynx, 36(3)：314-320, 2009.
2) 鈴木賢二ほか：第5回耳鼻咽喉科領域感染症臨床分離菌全国サーベイランス結果報告．日耳鼻感染症・エアロゾル会誌，3：5-19，2015．
3) Sumaya CV, et al：Epstein-Barr virus infectious mononucleosis in children. Ⅱ. Heterophil antibody and viral-specific responses. Pediatrics, 75(6)：1011-1019, 1985.
4) Kaplan EL, et al：Unexplained reduced microbiological efficacy of intramuscular benzathine penicillin G and of oral penicillin V in eradication of group a streptococci from children with acute pharyngitis. Pediatrics, 108(5)：1180-1186, 2001.

5) Casey JR, et al : Meta-analysis of cephalosporin versus penicillin treatment of group A streptococcal tonsillopharyngitis in children. Pediatrics, 113(4) : 866-882, 2004.
6) 田島　剛ほか：A群溶血性レンサ球菌による咽頭・扁桃炎の多施設解析―起炎菌の特徴と経口β-ラクタム系薬の治療効果―．小児感染免疫，26(1)：31-40，2014．
7) 尾内一信ほか(監)：小児呼吸器感染症診療ガイドライン2011．協和企画，2011．
8) 日本小児科学会薬事委員会報告　ピボキシル基含有抗菌薬投与による二次性低カルニチン血症への注意喚起．日児誌，116(4)：804-806，2012．
9) 原渕保明：上気道感染症のガイドライン―急性扁桃炎の重症度分類と治療指針―．日耳鼻感染症研会誌，20(1)：145-154，2002．
10) 原渕保明ほか：「シンポジウムII 扁桃炎の治療指針について」急性咽頭・扁桃炎．口腔咽頭科，17：189-195，2005．
11) 山中　昇(編著)：咽頭・扁桃炎診療の手引き．178-245，咽頭・扁桃炎のマネジメント．医薬ジャーナル社，2009．

III これだけは"知っておくべき"抗菌薬の使い方

4 扁桃周囲炎，扁桃周囲膿瘍

I はじめに

　急性扁桃炎は日常診療において遭遇する頻度の高い疾患である．口蓋扁桃に細菌感染をきたした状態であり，外来での抗菌薬治療が選択される場合が多い．細菌感染が扁桃被膜を越え，口蓋扁桃被膜と上咽頭収縮筋との間に進展すると，扁桃周囲炎となり，膿瘍形成を伴う病態が扁桃周囲膿瘍となる．重篤化した場合には炎症が周囲組織に波及し，深頸部膿瘍や縦隔膿瘍，喉頭浮腫による呼吸困難や窒息といった気道狭窄を引き起こす可能性がある．重症化を予防するためには，適切な抗菌薬治療，排膿術の選択が重要となる．本稿では，扁桃周囲炎，扁桃周囲膿瘍に対する抗菌薬の選択について解説する．

II 診　断

　扁桃周囲炎，扁桃周囲膿瘍の診断は，発熱，咽頭痛，嚥下時痛といった臨床症状，片側の口蓋扁桃自体や周囲の発赤，腫脹，口蓋垂の偏位といった口腔，中咽頭の局所所見によって診断され，内視鏡検査や画像診断が行われる（図III-14）．造影CTによって口蓋扁桃周囲に膿瘍腔の存在を指摘できれば，扁桃周囲膿瘍と診断される．しかしながら，扁桃周囲の炎症が下方に進展した下極型扁桃周囲膿瘍では，口腔や中咽頭の局所所見に乏しい症例も存在するとされ，注意を要する[1]．下方への進展は喉頭浮腫や縦隔洞炎を誘発し，より重篤な状態へと変化するので，これらを適切に診断することが重要となる．

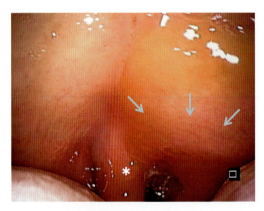

図III-14
扁桃周囲膿瘍の咽頭所見
症例は27歳，男性．初診時の咽頭所見にて左口蓋扁桃の発赤と左側の軟口蓋腫脹（矢印），口蓋垂の右側への偏位（＊）を認める．この後，頸部造影CTにて扁桃周囲膿瘍の診断を確定した．

表Ⅲ-8　扁桃周囲膿瘍からの検出菌

当科において 2005〜09 年に入院加療を要した
扁桃周囲膿瘍症例からの検出菌の菌株数を示す．

好気性菌	
α-Streptococcus	29
Streptococcus anginosus group	11
Streptococcus pyogenes	7
嫌気性菌	
Prevotella spp.	47
Fusobacterium spp.	17
Peptostreptococcus spp.	11
Veillonella spp.	8
その他の嫌気性菌	10

(文献 3 より引用改変)

Ⅲ 起炎菌

　我が国での急性扁桃炎からの分離菌は，日本耳鼻咽喉科感染症・エアロゾル学会のサーベイランス事業として 4 年毎に調査されてきた[2]．それによると，急性扁桃炎では口腔内常在溶連菌群が検出される確率が最も高く，Streptococcus pyogenes，Streptococcus pneumoniae を含めると 80％以上になると報告されている．それ以外では Haemophilus influenzae，Moraxella catarrhalis，Klebsiella pneumoniae などのグラム陰性桿菌も検出される例がある．

　一方，扁桃周囲炎，膿瘍は，急性扁桃炎に続発して生じることが多いので，急性扁桃炎と同じ病原菌が検出されるが，病変部位が深部に及ぶことから嫌気性菌の関与が多くなる．よって扁桃周囲膿瘍穿刺や切開によって得られた検体は嫌気ポーターや嫌気ボトルなどの専用容器に速やかに移してから，検査に提出することが望ましい．これらの容器は，炭酸ガスを封入してあるので検体を嫌気条件に保つことができ，嫌気性菌が酸素に曝露されて死滅するのを遅らせることができる．過去の報告でも扁桃周囲膿瘍では急性扁桃炎と比べて嫌気性菌の分離頻度が増加すると報告されている[3,4]．好気性菌では，Streptococcus pyogenes，S. pneumoniae，Staphylococcus aureus，H. influenzae などが検出され，嫌気性菌では，Peptococcus spp.，Peptostreptococcus spp.，Bacteroides spp. などが検出される．2005〜09 年にかけて調査を行った，入院加療を要した扁桃周囲膿瘍症例での検出菌 (表Ⅲ-8) でも嫌気性菌が 66％を占める結果となった．また，複数の菌株が検出されることも多く，大半が混合感染をきたし得ると考えられており，嫌気性菌への対応が重要と考えられる．β-ラクタマーゼ産生菌が 18.9％の患者から検出されるとの報告[5]もあり，抗菌薬を選択する場合に考慮する必要がある．ただし，本疾患に罹患した患者が来院した時点では起炎菌は同定されていない場合が多い．検体の提出から細菌検査結果の報告までは，5.5 日を要したとする報告[6]もあり，実際の臨床においては，これらの起炎菌を想定して抗菌薬を選択することになる．

Ⅳ 抗菌薬の選択

　扁桃周囲炎や扁桃周囲膿瘍は，症状が重篤であり，経口摂取が困難である場合が多い．そのため基本的には入院加療となり，抗菌薬の投与経路は点滴静注になる．膿瘍穿刺または切開排膿が行われ，引き続いて抗菌薬を投与する．ペニシリン系では，スルバクタム・アンピシリン (以下，SBT/ABPC)，

表Ⅲ-9 当科における扁桃周囲膿瘍に対する抗菌薬
経静脈投与による第一選択薬を示す.

> 外科的ドレナージに加え
> SBT/ABPC 1.5 g 1日2回点滴静注
> または
> SBT/ABPC 1.5 g 1日2回点滴静注,CLDM 300 mg 1日2回点滴静注
>
> (ペニシリン系抗菌薬を使用しない場合)
> CLDM 300 mg 1日2回点滴静注
> または
> FMOX 1 g 1日2回点滴静注,CLDM 300 mg 1日2回点滴静注

　セフェム系のセファゾリン(CEZ),フロモキセフ(以下,FMOX),セフトリアキソン(以下,CTRX),リンコマイシン系のクリンダマイシン(以下,CLDM),カルバペネム系のメロペネム(MEPM)などを重症度に応じて選択する.昨今ではセフェム系抗菌薬が耐性菌を増加させるという考え方を考慮して,SBT/ABPC単独またはSBT/ABPCとCLDMの併用で治療を開始することが多い[7].我々の施設でも,外科的ドレナージと同時に抗菌薬を開始しているが,第一選択としてSBT/ABPC単独またはSBT/ABPCとCLDMの併用で治療を開始しており,アレルギーなどの理由でペニシリン系抗菌薬が使用しにくい場合には,CLDM単独,またはFMOXとCLDMの併用によって治療を開始している(表Ⅲ-9).また,治療効果が不十分または細菌検査で耐性菌が検出された場合の第二選択として,カルバペネム系抗菌薬を使用する方針で治療している.米国のサンフォード感染症治療ガイドでは,第一選択として外科的ドレナージに加えタゾバクタム・ピペラシリン(TAZ/PIPC)3.375 g 1日4回,第二選択はメトロニダゾール(以下,MNZ)500 mg 1日4回またはMNZ 1 g 1日2回,CTRX 2 g 1日1回と示されており,日本の各施設からの報告とはやや異なるようである.

　SBT/ABPCはSBTとABPCの合剤であるが,ABPCは本疾患で検出されるほとんどの好気性菌に感受性を示している.しかし,β-ラクタマーゼ産生菌が存在するとABPCのβ-ラクタム環が加水分解され,抗菌力が低下する.SBTは抗菌力は強くないが,β-ラクタマーゼを不可逆的に阻害することからβ-ラクタマーゼ産生菌が多い嫌気性菌にも有用である[8].国内での検討では,扁桃周囲膿瘍からの検出菌の好気性菌,嫌気性菌の両者に対し,カルバペネム系抗菌薬に次いで耐性率の低いことが報告されており[9],カルバペネム系抗菌薬の使用量を抑制する目的からも第一選択として適当であると考える.一方で,最近はCLDMに対する耐性菌の増加が報告されている.扁桃周囲膿瘍での検討でも,検出菌の13.5%が耐性であったとする報告[10]や,嫌気性菌の14.6%,好気性菌の22.9%が耐性であったとする報告[9]があり,CLDM単剤で治療を開始する場合には注意を要する.CLDMは毒素産生性レンサ球菌やS. aureusの毒素産生を抑制することが知られており,重症例ではtoxic shock syndromeの予防目的に併用される[11][12].

　いずれにせよ,第一選択薬で治療効果が不十分な場合には,第二選択薬に変更する必要が出てくる.最近では,扁桃周囲膿瘍を上極型と下極型に分類し,病態の違いについて検討する報告が増加している.下極型扁桃周囲膿瘍は口腔からの咽頭所見が乏しいが,ドレナージが比較的困難で[1],喉頭浮腫や深頸部膿瘍を併発して重症化しやすい[13]ことが特徴である.よって,下極型の場合には治療効果を慎重に判断し,必要があれば速やかにカルバペネム系抗菌薬などの第二選択薬に変更する必要がある[14].

（菅原一真,山下裕司）

参考文献

1) 大堀純一郎：V．咽頭　2．下極型扁桃周囲膿瘍．MB ENT，157：85-88，2013.
2) 鈴木賢二：耳鼻咽喉科領域主要疾患よりの検出菌と薬剤感受性．MB ENT，164：9-17，2014.
3) 原　浩貴，樽本俊介，菅原一真ほか：喉頭浮腫を伴う扁桃周囲膿瘍症例の検討．日耳鼻感染症研会誌，29：37-40，2011.
4) 倉田奈都子，石原明子，坂本　恵ほか：扁桃周囲膿瘍の検討—外来治療可能な症例と重症度との関連—．耳鼻臨床，107：993-1001，2014.
5) Mitchelmore IJ, Prior AJ, Montgomery PQ, et al：Microbiological features and pathogenesis of peritonsillar abscesses. Eur J Clin Microbiol Infect Dis, 14：870-877, 1995.
6) 津田香南子，竹中幸則，佐々木崇博ほか：扁桃周囲膿瘍治療における細菌検査の役割．耳鼻・頭頸外科，86：867-870，2014.
7) 海邊昭子，穴澤卯太郎，結束　寿ほか：扁桃周囲膿瘍115症例の臨床的検討．日耳鼻会報，118：1220-1225，2015.
8) 藤田　優，岡部知之，並河知子ほか：注射用スルバクタムナトリウム・アンピシリンナトリウム製剤（ユーシオン-S静注用およびユナシン-S静注用）のin vitroおよびin vivo抗菌作用．医と薬学，55：883-891，2006.
9) 長谷川博紀，伊藤真人，吉崎智一ほか：扁桃周囲膿瘍に対する至適抗菌薬の検討．耳鼻臨床，106：609-613，2013.
10) 佐伯忠彦，榊　優，渡辺太志：入院加療を行った扁桃周囲膿瘍215例．耳鼻臨床，103：1021-1027，2010.
11) 本村朱里，篠原直哉，中田晃裕ほか：深頸部から前胸部まで進展する膿瘍と敗血症性ショックを来した扁桃周囲膿瘍の一例．沖縄医会誌，51：1-4，2012.
12) 阪上智史，竹村博一，永田基樹ほか：縦隔膿瘍，膿胸を併発した深頸部膿瘍の1例．日耳鼻感染症研会誌，28：137-140，2010.
13) 原　浩貴，山下裕司：耳鼻咽喉科領域の病診連携を考える—重症化を防ぐために—扁桃周囲膿瘍，急性喉頭蓋炎．日耳鼻感染症研会誌，31：67-71，2013.
14) 平位知久，福島典之，宮原伸之ほか：局在別にみた扁桃周囲膿瘍に対する抗菌薬の選択．耳鼻臨床，108：465-470，2015.

III これだけは"知っておくべき"抗菌薬の使い方

5 喉頭蓋炎

I はじめに

　喉頭蓋炎とは喉頭蓋に限局した炎症であり，舌根から喉頭蓋基部のリンパ組織に生じた高度の炎症が喉頭蓋に波及して生じた化膿性炎症である．短時間の間に炎症が広がり，呼吸困難が生じることがある．症例によってはステロイド全身投与，緊急気管切開による気道確保が必要となる場合も稀ではなく，臨床上非常に緊急性の高い疾患である．

II 病因

　喉頭蓋炎は喉頭蓋の細菌感染で生じることが多い．欧米の報告によると，原因菌は *Haemophilus influenzae* type B（以下，Hib）の検出率が高い[1)2)]とされているが，本邦ではこれの検出率は低く，代わりに *Streptococcus pyogenes*，*Streptococcus pneumoniae*，*Staphylococcus aureus* などが多いとされている[3)]．また嫌気性菌（*Fusobacterium* spp.，*Prevotella* spp. など）の存在も認められることがある．
　危険因子としては糖尿病などの基礎疾患を有するもの，頸部への放射線照射歴，喫煙などが挙げられる．

III 疫学

　欧米では喉頭蓋周辺組織が未熟な幼児にみられるとされているが，我が国では30〜40代の成人に多く，小児の報告は稀である[4)5)]．2007年4月〜2015年3月までに当科で急性喉頭蓋炎の診断がついたのは69症例であり，男女比は16：7と男性が多かった．喫煙や飲酒など男性の嗜好に比例した結果となった．年齢分布は図III-15の通りであった．最も多かったのは30代の15症例であり，最も少なかったのは80代の3症例であった．しかし，65歳以上の高齢者は11症例あり，高齢者は全体の15.9％を占めた．

IV 症状

　激しい咽頭痛，嚥下時痛，含み声，発熱，全身倦怠などがあり，吸気性呼吸困難を呈する場合は緊急気管切開の適応を考慮すべきである．

V 診断

　咽頭・喉頭内視鏡にて，喉頭蓋の発赤・腫脹を認めることが多く，診断は容易である．

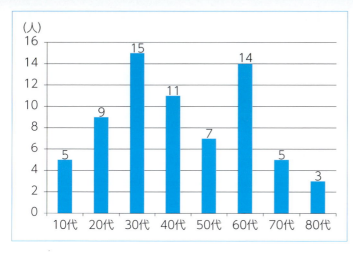

図Ⅲ-15
年齢別分布
2007年4月〜2015年3月までの当科における急性喉頭蓋炎69症例

Ⅵ 治療

　本疾患の原因は Hib，*S. pyogenes*，*S. pneumoniae*，*S. aureus* などによることが多いためこれらに感受性のある抗菌薬を選択する．また，喉頭蓋が膿瘍形成しているような症例では何らかの嫌気性菌が関与している（耳鼻科領域では *Prevotella* spp. や *Fusobacterium* spp. が多い）[6]．

1. *H. influenzae*

　第5回全国サーベイランスでは *H. influenzae* は BLNAS（β-lactamase negative ampicillin sensitive：アンピシリン（以下，ABPC）の MIC≦1 μg/ml），BLNAI（β-lactamase negative ampicillin intermediate resistance：ABPC の MIC＝2 μg/ml），BLNAR（β-lactamase negative ampicillin resistance：ABPC の MIC≧4 μg/ml）および BLPAR（β-lactamase positive ampicillin resistance：β-ラクタマーゼ産生株）に分類された．BLNAR と BLPAR を合わせた耐性菌は，第2回サーベイランス（1998年）では29.2％であったが，第5回サーベイランス（2012年）では66.0％まで増加し，更に耐性菌が急増している．特に BLNAR の増加が際立っていると報告されている[6]．年齢別にみると耐性菌は5歳以下に多く，特に2歳未満では71.4％を占めており，低年齢層に多いと報告されている[6]．ペニシリン系薬の効果は小さく，一部の第3世代セフェム系薬やカルバペネム系薬に比較的効果が期待され，ニューキノロン系薬の効果は高い．

2. *Streptococcus* spp.

　ペニシリン系薬が第一選択である．

3. *S. pneumoniae*

　ペニシリン系薬が第一選択である．耐性菌である PISP（penicillin-intermediate *S. pneumoniae*：ペニシリン G（以下，PCG）：MIC 0.125〜1 μg/ml）や PRSP（penicillin-resistant *S. pneumoniae*：PCG の MIC≧2 μg/ml）に対してはペニシリン系薬の大量投与が必要となる．またファロペネム（FRPM），セフェム系薬，カルバペネム系薬も効果が高い．

　1994年の第1回サーベイランスでは耐性菌が50.4％（PISP が 36.1％，PRSP が 14.3％）を占め，第5回のサーベイランスでは耐性菌が49.1％（PISP が 36.8％，PRSP が 12.3％）であり，大きな変化はみられなかった．年齢別では第5回サーベイランスによれば，0歳児では77.8％が耐性菌であり，平均すると5歳以下では58.5％が耐性菌であるのに対し6歳以上では37.5％と，明らかに低年齢に耐性菌が多いと報告されている[6]．

4. S. aureus

ペニシリン系薬，セフェム系薬，クリンダマイシン（以下，CLDM），ニューキノロン系薬が効果がある．

また，嫌気性菌感染症治療で非常に重要であるのは切開排膿，壊死組織の除去などの外科的処置である．嫌気性菌が増殖できない環境やその周囲への波及を食い止めることが重要である．

VII 嫌気性菌について

細菌は好気性菌と嫌気性菌に大別され，後者はさらに偏性好気性菌，通性嫌気性菌，微好気性菌，そして偏性嫌気性菌の4つに分類される．耳鼻咽喉科領域で問題となる嫌気性菌は前述の *Fusobacterium* spp.，*Prevotella* spp. などである．第5回の全国サーベイランスによると，扁桃周囲膿瘍における全検出菌230株の中で嫌気性菌は135株（58.7%）を占めており，その内訳をみると *Prevotella* spp. が54株（23.5%），*Fusobacterium* spp. が31株（13.5%），*Peptostreptococcus* spp. が4株（1.7%），その他の嫌気性菌が46株（20%）であったと報告されている[6]．嫌気性菌治療に対し，ペニシリン系薬，セフェム系薬，CLDM，カルバペネム系薬は耐性化が進んでおり，2010年，藤澤らは2004〜08年に自施設耳鼻咽喉科から検出された嫌気培養の結果から retrospective に検討を行い，*Prevotella* spp. ではABPCに対して80%が耐性株であり，CLDMに対しては70%が耐性株であったと報告している[7]．現在ミノサイクリン（以下，MINO），キノロン系薬，メトロニダゾールなどが推奨されている．いずれの場合もまずはペニシリン系薬やセフェム系薬を3，4日投与し，症状の改善があればそのまま継続し，改善がない場合はカルバペネム系薬点滴，ニューキノロン系薬内服に切り替える必要がある．欧米ではメトロニダゾールの注射薬・経口薬が嫌気性菌感染症治療の第一選択であり，本邦では，1961年にトリコモナス症の適応として経口薬が承認され，2012年8月までに嫌気性菌感染症ほか複数の感染症に対する適応として追加承認されてきた．その後，本剤注射薬は厚労省の『医療上の必要性の高い未承認薬・適応外薬検討会議』で臨床上の必要性が高いと評価され，開発企業の公募が行われた．2014年7月に本剤注射薬が承認された．今後は本剤注射薬が活躍する機会が増えると思われるが，薬物の繁用は耐性化の原因となるため，適応を十分考慮し，慎重に使用する必要がある[8]．

また，膿汁などの検体を細菌培養に提出することが可能な場合は，嫌気培養も併用して検出菌の薬剤感受性を確認し，ただちに有効性の期待できる抗菌薬に切り替えることが重要である．

VIII 難治性症例

当科で経験した右口蓋扁桃から右舌扁桃，さらに喉頭蓋にまで炎症が波及し，緊急気管切開術を必要とした症例について報告する．

【症　例】：49歳，女性
【主　訴】咽頭痛，発熱，全身倦怠感，嚥下困難
【現病歴】数日前から上記出現．他院で内服治療を受けるも改善なく徐々に悪化傾向となり当科へ紹介
【既往歴】特記すべきことなし
【生活歴】飲酒なし，喫煙なし
【現　症】体温37.3℃，右口蓋扁桃下極から右舌扁桃にかけて発赤と軽度腫脹を認めた．喉頭蓋所見は

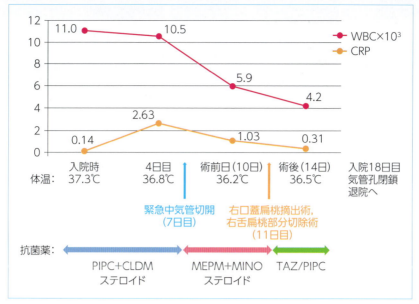

図Ⅲ-16　入院時経過表

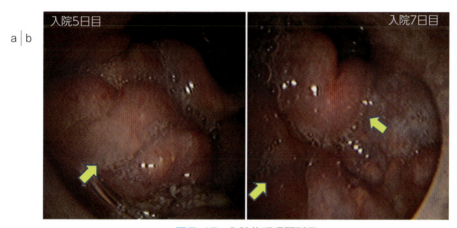

図Ⅲ-17　入院後咽喉頭所見
a：入院5日目喉頭ファイバー所見．右舌扁桃高度発赤腫脹を認めた．
b：入院7日目（緊急気管切開施行）．舌扁桃と喉頭蓋の高度発赤腫脹を認めた．

軽度発赤を呈するのみであった．呼吸困難の訴えはなかった．入院時採血では白血球（以下，WBC）：11,000，CRP：0.14と軽度炎症を示す結果であった．水分摂取困難のため即日入院となり，ただちにピペラシリン（以下，PIPC），CLDM（2,400 mg/日）そしてステロイドを開始した（図Ⅲ-16）．入院4日目に採血を行いWBC：10,500，CRP：2.63と前者は減少したが後者は増加を認めた．体温は36.8℃．入院5日目のファイバー所見では舌扁桃の高度発赤腫脹と喉頭蓋高度発赤を認めた（図Ⅲ-17-a）．その後も症状の著しい改善は認めず経過した．入院7日目に呼吸困難，吸気時喘鳴が出現し始めたため，喉頭内視鏡で咽喉頭を確認したところ，舌扁桃から舌根部の高度発赤腫脹，さらにそこからの炎症波及によると考えられる喉頭蓋高度発赤腫脹と気道狭窄を認めた（図Ⅲ-17-b）．即日緊急気管切開を施行し気道を確保した．抗菌薬はメロペネム（MEPM），MINO，さらにステロイドを投与した（図Ⅲ-16）．
　抗菌薬変更後も劇的な改善は得られず，入院10日目に頸部造影CTを施行したところ，右舌根から喉頭蓋谷に膿瘍を疑う所見，右上内深頸リンパ節腫脹を認めた（図Ⅲ-18）．入院11日目に全身麻酔下

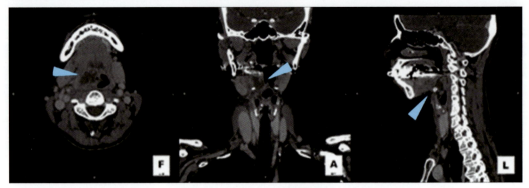

図Ⅲ-18 入院10日目頸部造影CT

術前(気管切開前)頸部CT(E)で右口蓋扁桃下極～舌根にLDA確認(▶). 周囲の造影効果は不明瞭であった. 気管切開後, 外科的治療が必要と判断. 入院11日目, 全麻下に右口蓋扁桃摘出, 右舌扁桃部分切除術を施行

に右舌扁桃部分切除術, 右口蓋扁桃摘出術, 右舌根膿瘍切開排膿術を行った. 口蓋扁桃摘出と舌扁桃部分切除はKTPレーザーを使用した.

術中舌扁桃切除時に膿汁を疑う液体は明瞭ではなかった. これは恐らく抗菌薬の効果があったことが考えられた. その後図Ⅲ-16に示すように炎症反応も順調に正常化し, 症状も劇的に改善したため, 入院18日目に気管孔を閉鎖した. 入院28日目に軽快退院となった.

Ⅸ まとめ

耳鼻咽喉科領域の感染症は気道に生じるため非常に緊急性が高い疾患であり, 急激に症状が悪化する場合もあり, 治療が遅れると生命に関わる可能性がある. したがって迅速かつ適正な判断や治療が不可欠であり, 抗菌薬の選択はとても重要である. 細菌の薬剤感受性により抗菌薬を選択することは重要だが, 培養結果が出るまでは, まず広域スペクトルを有する抗菌薬を第一選択とする. 3, 4日間の投与で効果が弱い場合はその有効性が低いと判断し, 速やかに抗菌薬変更を考慮する必要がある. 頭頸部の難治性重症感染症では嫌気性菌の関与も多くみられるため早期から嫌気性菌に対し有効性の認められている薬剤の投与も必要と思われる.

(岩田　昇)

参考文献

1) Mayo-Smith MF, et al：Acute epiglottitis—An 18-year experience in Rhode Island—. Chest, 108(6)：1640-1647, 1995.
2) Franz TD, et al：Acute epiglottitis—changing epidemiologic patterns—. Otolaryngol Head Neck Surg, 109：457-460, 1993.
3) 原　浩貴ほか：咽頭痛―急性喉頭蓋炎, 扁桃周囲膿瘍. 耳喉頭頸, 85(11)：856-862, 2013.
4) 切替一郎ほか：喉頭の炎症 3. 急性喉頭蓋炎. 切替一郎ほか(編)：535, 新耳鼻咽喉科学　改訂10版. 南山堂, 2004.
5) 北原　哲：急性喉頭蓋炎. 森山　寛ほか(編)：340-341, 今日の耳鼻咽喉科頭頸部外科治療指針　第2版. 医学書院, 2003.
6) 鈴木賢二ほか：第5回耳鼻咽喉科領域感染症臨床分離菌全国サーベイランス結果報告. 日耳鼻感染症・エアロゾル会誌, 3(1)：5-19, 2015.
7) 藤澤利行ほか：耳鼻咽喉科における嫌気性菌検出状況. 日耳鼻感染症研会誌, 28(1)：15-18, 2010.
8) 三鴨廣繁：静注用メトロニダゾールによる嫌気性菌感染症の治療. 感染症TODAY 塩野義製薬株式会社 ラジオNIKKEI, 2015年1月7日放送.

III これだけは"知っておくべき"抗菌薬の使い方

6 蜂窩織炎

I 蜂窩織炎の定義

　真皮深層から皮下組織に及ぶ，または筋肉・内臓周囲の組織が疎である部位(蜂窩織)に生じた急性化膿性炎症を指す．頭頸部においても同様で，真皮深層から皮下組織である浅頸部に限局した皮膚軟部組織感染症としての蜂窩織炎の場合と，筋肉・内臓周囲である深頸部で生じた場合で対応が異なることから，さらに膿瘍の有無で対応が異なることより，画像診断を含めた鑑別が重要となる．また，特殊な蜂窩織炎として口腔底蜂窩織炎(Ludwig's angina)がある．

II 皮膚軟部組織感染症としての蜂窩織炎

1. 特　徴

　真皮の感染症である丹毒とは異なり，真皮深層から皮下組織である浅頸部に限局した蜂窩織炎である．皮膚および皮下組織に限局した炎症であるため，咽喉頭や口腔内に炎症は認めない．

2. 症状と診断

　Group A β-hemolytic streptococcus (GABHS)による真皮の感染症である丹毒では発赤の辺縁は明瞭で，赤みの強い隆起のある病変を呈し，いわゆる皮膚がオレンジの皮様を呈するが，これと比較し蜂窩織炎の場合には境界不明瞭な発赤と浮腫をきたす(図III-19-a)．咽喉頭および口腔に炎症の原因となる病変がないことを確認する．喉頭ファイバースコープ検査などで上気道の浮腫や狭窄がないことを確認する．また，CT検査にて蜂窩織炎が深頸筋膜浅葉を越えて深頸部に至っていないこと，膿瘍形成がないことを確認する(図III-19-b)．疼痛が強く，特に発赤の範囲より疼痛の範囲が広い場合，水疱形成を伴う場合，血流障害を疑わせるような紫斑を伴う場合には壊死性筋膜炎の可能性があり，緊急で外科的ドレナージを必要とする．

3. 原因微生物

　一般に皮膚軟部組織感染症としての蜂窩織炎の場合，GABHSや*Staphylococcus aureus*が原因となる場合がほとんどである．なお，幼児の頬部蜂窩織炎に関しては*Haemophilus influenzae* type b (Hib)が原因となることがある．

4. 抗菌薬の選択

　GABHSはペニシリン感受性であるが，*S. aureus*の多くはβ-ラクタマーゼを産生するため，β-ラクタマーゼ阻害薬配合ペニシリン系抗菌薬またはセフェム系抗菌薬を点滴投与する[1]．米国感染症学会(IDSA)の2014年軟部組織感染症治療ガイドラインによると，ペニシリン系抗菌薬，セフトリアキソン(以下，CTRX)，セファゾリン(以下，CEZ)，クリンダマイシン(以下，CLDM)の静脈内投与が勧められている[2]．サンフォード感染症治療ガイドでは，軟部組織感染症の原因として市中MRSA

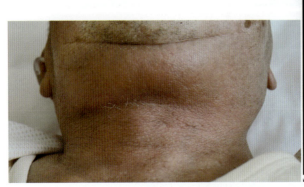
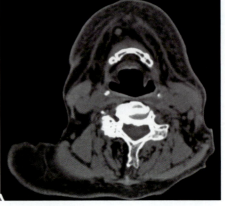

図Ⅲ-19　皮膚軟部組織感染症としての蜂窩織炎　　　　　a｜b
　a：局所所見．頸部に境界不明瞭な発赤と浮腫を認める．
　b：軸位断単純CT．脂肪組織の混濁と広頸筋の肥厚を認める．炎症は深頸部に至っていない．

（methicillin-resistant *S. aureus*）感染症が出現していることもあり，バンコマイシン（以下，VCM）が選択されていることが推測される[3]．ただし，β-ラクタマーゼ阻害薬配合ペニシリン系抗菌薬であるスルバクタム・アンピシリン（以下，SBT/ABPC），タゾバクタム・ピペラシリン（以下，TAZ/PIPC）ともに頭頸部領域感染症に適応を有していないという保険診療上の問題点にも注意が必要である．

＜処方例＞
- SBT/ABPC　　1回3 g，12時間毎点滴静注
- CEZ　　　　　1回1 g，　8時間毎点滴静注
- CTRX　　　　 1回2 g，12時間毎点滴静注
- CLDM　　　　1回600 mg，6〜8時間毎点滴静注

Ⅲ　深頸部蜂窩織炎

1. 特　徴

　齲歯，扁桃炎，急性咽喉頭炎などの初感染巣，または食道・気管損傷さらには皮膚疾患，耳疾患などから，宿主の基礎疾患や免疫低下または不適切な治療などの種々の要因により頸部に炎症が波及したものである[4]．深頸部感染症は一般にリンパ節炎⇒蜂窩織炎⇒膿瘍の順に進行する．初期治療を誤ると，深頸部膿瘍，さらには縦隔炎，縦隔膿瘍，肺炎，膿胸，心嚢炎，静脈血栓や髄膜炎，脳膿瘍などに発展し，さらには敗血症，播種性血管内凝固，多臓器不全，頸胸部大血管破断などの致死的な経過をたどることもあり，十分な注意が必要である[4]．

2. 症状と診断

　頸部腫脹，局所の熱感，発赤，疼痛，発熱，開口障害による含み声，咀嚼障害，嚥下障害，嗄声，呼吸困難を訴える[4]．仰臥位での呼吸困難増悪は早急な気道確保が必要であることを示唆する症状である[5]．皮膚軟部組織感染症としての蜂窩織炎と比較し，局所の発赤や浮腫が比較的軽度な場合もしばしば経験する．

1）初感染巣の把握

　齲歯，歯肉炎，口腔底感染，扁桃炎，扁桃周囲炎，扁桃周囲膿瘍，急性喉頭蓋炎，唾液腺炎，下咽頭梨状窩瘻，食道・気管損傷の有無，異物の有無に注意する[4]．

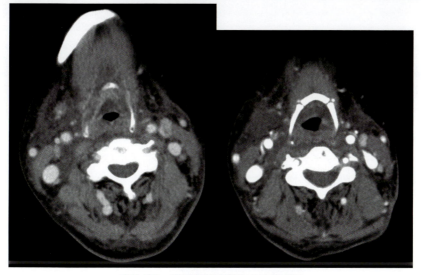

図Ⅲ-20 深頸部蜂窩織炎の画像所見
軸位造影CTにて右前頸間隙から右頸動脈間隙に至る脂肪組織の混濁を認める．
膿瘍と異なり造影剤による辺縁の増強効果や，内部の低吸収域を認めない．

2) 上気道の評価

喉頭ファイバースコープ検査などで上気道の浮腫や狭窄の有無に注意する．継時的な変化にすぐ対応できるよう準備が必要である[4]．

3) 膿瘍との鑑別

膿瘍との鑑別のためには造影CT検査が最も優れている．縦隔進展の評価が必要となるため，頸部のみでなく，胸部も撮影する．併せて嫌気性菌の関与を疑うようなガス像の有無や異物の介在の有無も評価する．典型的な深頸部膿瘍では膿瘍の周囲が造影され，中心部が低吸収域となる．これに対し，蜂窩織炎では軟部組織の浮腫，脂肪組織への炎症浸潤所見が認められるものの，造影剤による辺縁増強効果がみられないことから，蜂窩織炎と膿瘍の鑑別が容易となる[6]（図Ⅲ-20）．

3. 原因微生物

原因となる疾患により起因菌には若干の違いはあるが，頸部膿瘍を含め，一般的には嫌気性菌が30〜60％ほど関与していると考えられ，口腔・咽頭の常在菌を主体とする好気性菌の混合感染も多い[4]．耳鼻咽喉科領域感染症全国サーベイランスのデータによると，頸部蜂窩織炎あるいは深頸部膿瘍の主要原因である扁桃周囲膿瘍からの検出菌の30〜60％が嫌気性菌であり，嫌気性グラム陽性球菌，*Prevotella* spp.，*Fusobacterium* spp.，*Bacteroides* spp. などが嫌気性菌での主たる検出菌である[4)7)8]．好気性菌では α-hemolytic streptococcus などの常在菌群やブドウ球菌あるいはGABHSが多いが，稀に *Pseudomonas aeruginosa* やMRSAが起因菌となることもあり注意が必要である[4]．

4. 抗菌薬の選択

深頸部膿瘍では気道確保とともに切開・排膿・洗浄などの外科処置を行い，強力な抗菌薬の投与を行うが，蜂窩織炎では気道狭窄がない限り外科的処置は行わず強力な抗菌薬投与で対応を開始する[4]．喉頭浮腫がある時にはステロイド薬を投与し，重症例では気管切開を行う[9]．

好気性菌では α-hemolytic streptococcus などの常在菌群やブドウ球菌あるいはGABHSが多く，抗菌薬に対する耐性化はさほど問題になっていない[4]．嫌気性菌全体では，β-ラクタマーゼ産生菌の増加，第2世代・第3世代セフェム系，マクロライド系，CLDM，キノロン系薬剤に対する耐性化の増

加が明らかとなってきている[4]．*Bacteroides* spp. の多くで，*Prevotella* spp. の20〜40％でβ-ラクタマーゼ産生が認められており，これがアモキシシリン（AMPC）の感受性が低下する原因であるが，β-ラクタマーゼを産生しない株にはペニシリン系抗菌薬やセフェム系抗菌薬でも有効であり，β-ラクタマーゼを産生する場合でも，metallo-β-ラクタマーゼ以外にはβ-ラクタマーゼ阻害薬の効果が期待できる[10]．従来から嫌気性菌にはCLDMが投与されることが多いが，検出される嫌気性菌の30〜50％で耐性を有するとの報告があるため注意が必要である[10〜12]．またCLDMはSBT/ABPCやTAZ/PIPCと併用した際の抗菌スペクトルの拡大が期待できないことから，併用の意義は小さいと言える[10〜12]．CLDMは静菌的な抗菌薬であるため深頸部感染症に単独で使用することは推奨されない[10]．キノロン系薬は酸性環境では抗菌力が弱くなるため深頸部感染症で使用されることは少ない[10]．

＜処方例[4]＞
- SBT/ABPC＋ミノサイクリン（以下，MINO）
- TAZ/PIPC＋MINO
- ハイリスク患者ではカルバペネム系＋MINO

深頸部蜂窩織炎は重症感染症としての対応が必要であり，PK/PD理論に基づき，投与量，投与回数を決定する．

先述のようにときにMRSAが検出されることがあり，その場合には抗MRSA薬であるVCM，テイコプラニン（TEIC），アルベカシン（ABK），リネゾリド（LZD），ダプトマイシン（DAP）などを選択する[4,8]．

Ⅳ 口腔底蜂窩織炎（Ludwig's angina）

1. 特徴

顎舌骨筋上方の舌下間隙およびその下方の顎下間隙の両方に生じる蜂窩織炎を口腔底蜂窩織炎（Ludwig's angina）と呼ぶ．ほとんどが下顎の齲歯など歯性感染の波及によって発症し，その他に外傷，顎下腺炎，舌下腺炎，扁桃炎も原因となる[13]．

2. 症状と診断

急速に拡がる壊死性蜂窩織炎，炎症が顎下部より始まるが一部位にとどまらず連続して拡散する，漿液血液状や腐敗性浸潤を伴った壊疽性に進展するが明白な膿はほとんど形成しないなどの特徴を有する．短時間のうちに拡大し，咽喉頭浮腫をきたしやすく，症状もあらゆる点で口腔底膿瘍より重篤である[12]．

オトガイ下部から顎下部にかけての腫脹，疼痛，皮膚の発赤を認める（図Ⅲ-21）．舌・口腔底の腫脹と疼痛により舌の運動が障害され，舌は挙上されて二重舌の状態となり，嚥下障害，流涎，構音障害を生じる．咀嚼筋に炎症が及ぶと咀嚼障害や開口障害を伴う．炎症が副咽頭間隙に及ぶと，舌根部から喉頭の浮腫による呼吸困難をきたす．炎症が副咽頭間隙から縦隔へ波及すると悪寒戦慄を伴う発熱が続き，敗血症を併発することもあり得る[12,13]．

診断にあたっては，原因となり得る齲歯，歯肉炎などの歯性感染の有無，唾石や顎下腺炎の有無に注意する．喉頭ファイバースコープ検査などで上気道の浮腫や狭窄の有無に注意する．継時的な変化にすぐ対応できるよう準備が必要である．画像検査においては造影CTあるいはMRI検査を施行し，唾石や顎下腺炎の有無，炎症の波及している範囲の把握，膿瘍形成の有無およびガス像の有無を評価

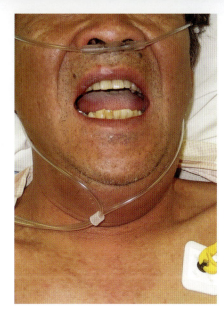

図Ⅲ-21
口腔底蜂窩織炎の局所所見
オトガイ部から顎下部の発赤腫脹を認める．本症例では，口腔底の腫脹のため二重舌の状態になり舌運動が障害され，開口障害，呼吸困難を伴っていた．
（島根大学歯科口腔外科　関根浄治教授よりご提供）

する[13]．

3. 原因微生物

　Ludwig's angina と同様の歯性感染症としての口腔底膿瘍の原因菌としては，レンサ球菌，ブドウ球菌などのグラム陽性球菌が多く，その他 *Haemophilus* spp., 嫌気性菌として *Peptostreptococcus* spp., *Prevotella* spp., *Fusobacterium* spp., *Porphyromonas* spp. が検出され，多くはこれらの細菌の混合感染である[12)14)]．

4. 抗菌薬の選択

　深頸部蜂窩織炎と同様の理由で，SBT/ABPC や TAZ/PIPC が第一選択薬となる[12]．ハイリスク患者ではカルバペネム系抗菌薬も推奨される[15]．本疾患は膿瘍を形成することが少ないにも関わらず，急速な進行を呈する可能性があり，初期の抗菌薬で改善がない場合，急速に拡大する場合，縦隔への炎症波及の危険性がある場合，全身状態が悪化している場合などは早急に頸部外切開を行う必要がある[12)13)]．喉頭浮腫があるときにはステロイド薬を投与し，重症例では気管切開を行う[13]．

（青井典明）

参考文献

1) 清田雅智：顔面の丹毒の治療をどう考えるべきか？　岩田健太郎ほか（編）：212-216, 臨床に直結する感染症診療のエビデンス　ベッドサイドですぐに役立つリファレンスブック．文光堂，2008.
2) Stevens DL, et al：Practice guidelines for the diagnosis and management of skin and soft tissue infections：2014 update by the Infectious Diseases Society of America. Clin Infect Dis, 59(2)：e10-52, 2014.
3) 相野祐介ほか（訳）：抗菌治療の第一選択に対する臨床的アプローチ　SKIN　皮膚．菊池　賢ほか（監）：90-91, 日本語版サンフォード感染症治療ガイド 2015　第 45 版．ライフ・サイエンス出版，2015.
4) 鈴木賢二：頸部蜂窩織炎，深頸部膿瘍．森山　寛ほか（編）：407-408, 今日の耳鼻咽喉科頭頸部外科診療指針　第 3 版．医学書院，2008.
5) 大畑　敦ほか：深頸部蜂巣炎・膿瘍の診断と治療の流れ．JOHNS, 25(11)：1614-1616, 2009.
6) 菊地　茂ほか：深頸部感染症と画像診断．耳鼻臨床，100(11)：878-879, 2007.
7) 鈴木賢二ほか：第 5 回耳鼻咽喉科領域感染症臨床分離菌全国サーベイランス結果報告．日耳鼻感染症・エアロゾル会誌，3：5-19, 2015.

8) 岩田　昇ほか：帰してはいけない耳鼻咽喉科外来患者　深頸部膿瘍．耳喉頭頸，85(11)：864-871，2013.
9) 加瀬康弘：ステロイドは深頸部膿瘍の治療に必要か？　JOHNS，25(11)：1649-1652，2009.
10) 藤澤嘉郎：深頸部感染症に対する抗菌薬の選び方．JOHNS，25(11)：1635-1638，2009.
11) 林　達哉：深頸部膿瘍と EBM．JOHNS，28：191-193，2012.
12) 坂東伸幸ほか：口腔底膿瘍と Ludwig's angina（口腔底蜂窩織炎）．耳喉頭頸，87：134-140，2015.
13) 黒野祐一：口腔底蜂窩織炎（Ludwig アンギナ）．森山　寛ほか（編）：342，今日の耳鼻咽喉科頭頸部外科診療指針第 3 版．医学書院，2008.
14) 坂本春生ほか：深頸部感染症の原因としての口腔内感染症．JOHNS，25(11)：1631-1634，2009.
15) Chow Aw：Submandibular space infections（Ludwig's angina）．UpToDate® 2015 last updated on September 18, 2013.

III これだけは"知っておくべき"抗菌薬の使い方

7 深頸部膿瘍

I はじめに

　深頸部感染症は小児から成人に至るまで罹患する可能性のある重篤な感染症であり，局所の炎症にとどまらず全身状態の悪化により致命的な経過をたどることもある緊急性の高い疾病である．よって，短時間に病態の評価と同時に外科的治療と薬物治療を行わなければならず，その診断は，問診，視診，触診，血液学的検査，CTや超音波などの画像検査によってなされる．膿瘍形成が広範囲に至れば，抗菌薬のみで治癒することが困難なことが多い．しかし，やみくもに広域スペクトラムの抗菌薬を選択するのではなく，起炎菌を想定した投与が重要である．深頸部感染症には頸部蜂窩織炎から深頸部膿瘍，扁桃周囲膿瘍，咽後膿瘍などを含むが，扁桃周囲膿瘍，蜂窩織炎は他稿に記載があるため，本稿では深頸部膿瘍における抗菌薬使用について概説する．

II 病態と問題点

　深頸部膿瘍は頸部組織間隙に細菌が侵入し，化膿性炎症を生じて膿瘍を形成するものの総称である．その治療は外科的治療と薬物療法からなるが，膿瘍の占拠部位から感染経路を推定することが両治療，特に抗菌薬選択の鍵となる．感染の原因となる疾患により起炎菌を推定することが重要で，扁桃周囲膿瘍などの咽頭感染症や歯性感染症が大部分を占めるが，唾液腺や皮膚感染から波及する場合もあり，また原因が特定できない場合もある．

　合併症として気道閉塞，縦隔炎(膿瘍)，肺炎，膿胸，心嚢炎，内頸静脈塞栓，髄膜炎，脳膿瘍などの局所進展によるものから，全身的なものとして敗血症，播種性血管内凝固症候群(disseminated intravascular coagulation；DIC)，急性腎不全などの多臓器不全(multiple organ failure；MOF)など，いずれも生命予後に大きな影響を与えるものがある．よって，迅速な対応が必要であり，可能な限り早期に適切な抗菌薬を十分量投与することが重要である．

　理想的には抗菌薬投与前に原因菌を特定し，薬剤感受性の結果を踏まえ，適切な抗菌薬を選択するという過程が重要ではあるものの，深頸部膿瘍においては時間の余裕がなく，経験的(empiric)に抗菌薬を選択するしかない．また，多くの深頸部膿瘍の原因菌として重要な嫌気性菌は，一般的に発育が遅く，培養に時間を要する．この培養同定および感受性検査の結果が戻ってくるまでの間は，症状，局所所見，検査値，画像検査などを参考に効果を判定する必要がある．一方，前医ですでに抗菌薬治療が施されていることも多いため培養陰性との結果も少なくない．

　深頸部膿瘍は抗菌薬の発達により減少し，比較的稀な疾患となったため，一般臨床医が経験する機会が減少し，その対応に精通するだけの経験を得る機会が少ない．そのため治療法についてもエビデンスレベルの高い臨床研究はほとんど存在しない[1]．

表Ⅲ-10 代表的な口腔内常在菌

	好気性菌 (Aerobic Bacteria)	嫌気性菌 (Anaerobic Bacteria)
グラム陽性球菌 (Gram-Positive Cocci)	Streptococcus (S. viridans, S. pyogenes など)	Streptococcus (S. intermedius, S. constellatus など) Peptococcus Peptostreptococcus
グラム陰性球菌 (Gram-Negative Cocci)	Neisseria	Veillonella
グラム陽性桿菌 (Gram-Positive Bacilli)	Diphtheroids	Clostridium Actinomyces
グラム陰性桿菌 (Gram-Negative Bacilli)	Haemophilus	Prevotella Bacteroides Fusobacterium

　このような点から抗菌薬の選択はそれぞれの施設あるいは臨床医が使い慣れた抗菌薬を選択することが多いと思われる．しかし，添付文書にある抗菌薬の通常投与量は重症感染症にとっては少ないことが多い．また，近年，抗菌薬に対する各種起炎菌の耐性獲得が著しく，耐性菌を考慮した抗菌薬の選択が必要である．つまり感受性のある抗菌薬を選択し適切な用量を投与することで，耐性化の阻止や将来出現する耐性菌を予防できる可能性がある．そういった点から，推定起炎菌にしぼった抗菌薬の使用が望ましいが，急速な進行をみせることが多い深頸部感染症においては強力な抗菌薬を最終選択肢として温存することが難しい場合もある．

Ⅲ 起因菌について

　どのような感染症においても，抗菌薬投与の上で常に起因菌を認識することが重要である．原因疾患として扁桃周囲膿瘍や歯性感染症が多い[2]が，それらの起因菌は共通点が多い．いずれも口腔・咽頭の常在菌である Streptococcus spp. と Peptostreptococcus spp., Fusobacterium necleatum, Pigmented Prevotella spp. などの嫌気性菌との混合感染が多い[3]とされる．口腔には600近い細菌が存在するとされるが，一般細菌検査では検出できるのはその一部にすぎない．口腔内常在菌を表Ⅲ-10に示す．

　グラム陽性嫌気性球菌群は弱毒菌との認識が一般的であるが，発育が遅く同定が難しい点から病原として過小評価されてきた．Streptococcus anginosus group（以前は Streptococcus milleri group とされ，Streptococcus intermedius, Streptococcus constellatus を含む）は深頸部膿瘍の病態との関与が示唆されている[4]．弱毒と目されていた口腔内常在菌は，粘膜が破綻し一度頸部間隙に進展すると，嫌気性菌と相乗的に感染拡大すると推察され，決して侮れない．また，これらの細菌は培養同定の過程で炭酸ガス培養や酵素酸性反応試験が必要なことなどから，同施設でも培養結果が一定していないことが多いと推察される（単に α-streptococcus などとして報告されているものに含まれている可能性が高い）．

　嫌気性菌の Prevotella spp. や Fusobacterium spp. などの菌種は，β-ラクタマーゼを産生する菌株が増加している[5]．Fusobacterium necrophorum は Lemierre 症候群の原因菌として最多であることが有名であるが，大学生の咽頭炎の原因菌としても最多であるとの報告があり[6]，深頸部感染症の原因菌として占める割合も従来の報告より多い可能性がある．

　唾液腺感染症や皮膚感染症から進展した深頸部膿瘍の場合は，Staphylococcus aureus が重要で，immunocompromised host では methicillin-resistant S. aureus（MRSA）を常に念頭におく必要がある．

上記した *Streptococcus* spp. の分類は複雑で，嫌気性菌も含めて全ゲノム解析研究の進展などから分類や病原的意義の解釈に変化がみられており，今後，より病原性と分類との関係性が整理されてくることが期待される．

IV 抗菌薬選択および効果判定の上で必要な検査

病歴聴取，症状，局所所見，血液検査，画像検査など診断過程のすべてが抗菌薬選択の上で重要であり，おろそかにはできない．

1．病歴聴取，症状

広範囲の膿瘍になると原発部位がわかりにくい場合があり，初発症状や病悩期間は原発部位から起炎菌を推定する上で大切になる．糖尿病などの既往や投与されていた抗菌薬およびその他の薬剤についての病歴は非常に重要で，ステロイド，免疫抑制薬などは投与量にも注意が必要である．つまりimmunocompromised hostであるかどうかは起炎菌推定および抗菌薬投与の面でも重要な因子となる．

2．局所所見

原発部位を探る上で歯牙を含む口腔内および咽喉頭の視診，内視鏡検査，触診は重要である．膿汁などから悪臭を呈している場合は嫌気性感染であることを示唆している場合が多いが，嫌気性菌感染でも1/3〜1/2程度にしか悪臭がみられないとの報告もある[7]．

3．血液検査

好中球増加あるいは敗血症による減少などの評価は非常に重要で，C-reactive protein（CRP），肝腎機能および電解質異常を評価する生化学検査も重症度を把握する上で欠かせない．最近ではプロカルシトニンが敗血症を併発している場合に高値を示す場合が多く，重症度判定の1つの指標になる可能性がある[8]．

4．画像検査

深頸部膿瘍の診断的価値が最も高いのは造影CT検査で，ガス産生菌によるガス像の有無も確認でき，原発部位の推定の上でも重要である．超音波検査も有用であるが，副咽頭間隙や咽頭後間隙などの膿瘍については評価が困難である．

5．培養検査

言うまでもないが，できる限り抗菌薬投与前に検体を採取したいものの，外科的治療時に提出する際にはすでに抗菌薬投与がなされている場合が多い．しかし可能な限り原因部位および膿瘍腔などの培養検査のみならず2セットの血液培養検査も加えておきたい．平成26年度診療報酬改定に伴い，2セット（好気性，嫌気性を1セットとして異なる2か所から採血）で2回算定が可能になっている．

V 相応しい抗菌薬と投与量

種類および投与量は非常に重要であるが，上記のようにempiricに投薬を開始せざるを得ないことがほとんどである．また抗菌薬は単剤で投与することが基本ではあるが，上記のように深頸部膿瘍が重篤な疾患であり，かつ嫌気性菌を含む混合感染を想定した治療が必要な点から複数の抗菌薬が投与されることも多い．このような点からペニシリン系あるいはセフェム系抗菌薬にクリンダマイシン（以下，CLDM）の併用が広く用いられてきたが，あくまでも単剤投与が望ましい．

上述したように，口腔内の細菌叢からなる好気性，特に *Streptococcus* spp. と嫌気性菌に抗菌活性を示し，β-ラクタマーゼに安定であることが必要となる．よって，β-ラクタマーゼ阻害薬配合ペニシリン系薬が第一候補と考えられる[9]．ただし，先行投与された薬剤がある場合には，その投与量とそれらの効果を評価し（投与量が少ない場合には増量で対応できる場合もあり得る），感染源が特定できないほどの広範囲の膿瘍の場合なども含めて，初めからカルバペネムなどのより広域なスペクトラムを持つ抗菌薬の選択が必要な場合もある．

　CLDM は近年，*Prevotella* spp. などで耐性株の増加の報告がみられる[10]．CLDM は嫌気性菌にも効果がある β-ラクタマーゼ阻害薬配合ペニシリン系やカルバペネム系薬と併用することはあまり意味がないと考えられる．ただし，ペニシリンアレルギーの場合には CLDM は第一選択となり得る．また，セファロスポリン系抗菌薬などは嫌気性菌を十分カバーするものが少なく，CLDM との併用を考慮する必要がある．

　抗菌薬の投与量は，頭頸部領域は組織移行性が悪い部位が多いこともあり，可能な限り最大量を使用することが望ましい．またペニシリン系，セフェム系，カルバペネム系抗菌薬は時間依存性で，半減期が短いものが多いため，有効血中濃度を考慮して頻回の投与が必要である．

　高齢者などでは腎機能など多臓器障害をチェックしながら投与量を考慮する．しかし初回投与量は腎機能に関係なく最大量を投与すべきで，腎機能評価は維持量を考える時点で把握できればよい．ほとんどの場合，経口摂取困難に陥っており脱水の補正と栄養にも注意を払うことが重要で，腎機能障害は抗菌薬投与で生じるよりも脱水や他の薬剤との併用が原因となるほうが多い．

　深頸部膿瘍に対するエビデンスレベルの高い報告がないため，上記を考慮した上で候補となる抗菌薬と投与量について下記する．また，嫌気性菌に対する抗菌薬として欧米ではメトロニダゾール（以下，MNZ）を第一選択とする記載も多く[11]，コスト面からも多くのメリットがあると考えられる．現時点では適応症として頭頸部感染症は含まれていない（敗血症，嫌気性菌感染症は適応になる）が，日本でも 2014 年 7 月に注射薬が承認され，深頸部感染症に対する追加適応が期待されている．またタゾバクタム/ピペラシリン（TAZ/PIPC）も，頭頸部感染症の適応がないが，敗血症・肺炎への適応が認められており敗血症や肺炎を併発している場合には投与可能である．以下に投与例を挙げる．抗菌薬投与時によく参考にされる The Sanford Guide To Antimicrobial Therapy[12] では Ludwig's angina および Lemierre 症候群の第一選択に TAZ/PIPC 単剤あるいはペニシリン系抗菌薬またはセフトリアキソン（以下，CTRX）に MNZ 併用を推奨している．

1) スルバクタムナトリウム・アンピシリンナトリウム（SBT/ABPC），1 回 3 g/6 時間毎あるいは TAZ/PIPC，1 回 4.5 g/6～8 時間毎

　両者ともに β-ラクタマーゼ高度産生菌に対しても優れた効果を有し，嫌気性菌にも有効な薬剤である SBT/ABPC は 2012 年 8 月から用量が重症感染症の場合に 1 回 3 g，1 日 4 回（1 日 12 g）まで増量可能となったため，この最高用量を用いるべきである．TAZ/PIPC は敗血症あるいは肺炎併発例に使用可能である．

2) CTRX 1 回 2 g/12 時間毎と CLDM 600 mg/6～8 時間毎，あるいはセフェピム（CFPM）1 回 2 g/8～12 時間毎と MNZ 1 回 500 mg/8 時間毎

　第三世代セフェムは嫌気性菌のカバーが十分でない（口腔内嫌気性菌の一部には抗菌作用が期待できるが）ため，CLDM との併用を考慮する必要がある．CTRX は胆道排泄であるため腎機能障害がある場合に選択しやすい薬剤となる．また血中半減期が長いことも特徴で，投与回数が少なくて済むメ

リットがあるが，グラム陽性球菌への抗菌力はペニシリンのほうが上回る．CLDM も腎不全への用量調節が必要なく，MNZ もクレアチニンクリアランス 10 以下のような高度腎機能障害例でなければ同用量で使用できる．

3) **イミペネム/シラスタチン（IPM/CS）1 回 0.5 g/6 時間毎，メロペネム（MEPM）1 回 1 g/8 時間毎，パニペネム/ベタミプロン（PAPM/BP）1 回 0.5 g/6〜8 時間毎**

　カルバペネム系抗菌薬であるこれらは，非常に広いスペクトラムを持ち，嫌気性菌もカバーするため重症感染症である深頸部膿瘍においては，第一選択となるケースもあると思われる．また先行して抗菌薬静注を行われていた症例などでも選択肢となる．注意点は投与量で，いくら広域，強力な抗菌薬でも投与量が少なければ意味がなく，特に重症例にしか使用すべきでないカルバペネム系抗菌薬を少量投与する局面はないと思われる．また培養結果でよりブロードを狭くした抗菌薬への変更はいつも考慮する必要がある．

　上記以外に，化膿性耳下腺炎や皮膚感染から進展した深頸部膿瘍や化学療法中，術後例などの immnocompromised host については，MRSA，*Pseudomonas aeruginosa* などの上述した細菌叢とは別の起因菌が混合していることが想定されるため，上記薬剤で開始しても反応性をみて早めの変更を考慮する必要がある．MRSA を想定した投与例を以下に記す．

バンコマイシン（VCM）1 回 0.5 g/6 時間毎あるいは 1 回 1 g/12 時間毎（15〜20 mg/kg を 8〜12 時間毎，血中濃度測定下に）あるいはリネゾリド（LZD）1 回 600 mg/12 時間毎と CLDM 1 回 600 mg/6〜8 時間毎あるいは MNZ（1 回 500 mg/6〜8 時間毎）

VI 投与方法について最近の知見

　時間依存性の抗菌薬であるペニシリン系，セフェム系，カルバペネム系などは PK/PD 理論から，投与時間を延ばして，TAM（time above MIC）を増やせば治療効果が増す可能性があることから持続投与が間欠投与より優れる可能性があり，重症敗血症においては RCT も存在する[13]．抗菌薬の安定性，クリアランスや副作用などの安全性においてまだ十分な検討がされていないが，持続投与による濃度過剰あるいは低下の問題がある程度クリアされてくれば，重症例において一般化する可能性もある．

VII まとめ

　深頸部膿瘍は診断がつき次第，後手に回らないためにも切開排膿を行うことに重点がおかれてしまうことがある．また全身状態の管理にも注意を払わなければならず，頻回の洗浄などの処置が必要なことも多く，手間と人手がかかる疾病である．そのような状況で，とりあえず広域抗菌薬投与あるいは複数の抗菌薬併用となる場合があるが，治療成功には適切な抗菌薬投与が欠かせない．抗菌薬の選択においては口腔内常在菌である好気性および嫌気性菌の混合感染を意識しつつ，できる限り先行投与されている薬剤の種類および投与量を確認し，迅速な判断が必要である．上記以外の選択肢も存在すると思われるが，どのような抗菌薬でも可能な限り最大量を用いることが大切で，検査データの改善のみならず，症状や局所所見の改善も含めて効果判定は総合的に判断することが重要である．

（八木正夫）

参考文献

1) 川内秀之:深頸部膿瘍のエビデンスに基づいた治療法は? 池田勝久ほか(編):349-353, EBM 耳鼻咽喉科・頭頸部外科の治療 2015-2016. 中外医学社, 2015.
2) Chi TH, et al: Influences of patient age on deep neck infection: clinical etiology and treatment outcome. Otolaryngol Head Neck Surg, 151(4): 586-590, 2014.
3) Brook I: Anaerobic bacteria in upper respiratory tract and other head and neck infections. Ann Otol Rhinol Laryngol, 111: 430-440, 2002.
4) 藤吉達也ほか:深頸部膿瘍における Streptococcus milleri group の検出頻度とその病原性. 日耳鼻会報, 104(2): 147-156, 2001.
5) Brook I: Beta-lactamase-producing bacteria in mixed infections. Clin Mirocrobiol Infect, 10(9): 777-784, 2004.
6) Centor RM, et al: The clinical presentation of Fusobacterium-positive and streptococcal-positive pharyngitis in a university health clinic: a cross-sectional study. Ann Intern Med, 162(4): 241-247, 2015.
7) Lorber B: "Bad breath": presenting manifestation of anaerobic pulmonary infection. Am Rev Respir Dis, 112(6): 875-877, 1975.
8) Prkno A, et al: Procalcitonin-guided therapy in intensive care unit patients with severe sepsis and septic shock-a systematic review and meta-analysis. Crit Care, 17(6): R291, 2013.
9) Brook I: Microbiology and principles of antimicrobial therapy for head and neck infections. Infect Dis Clin North Am, 21(2): 355-391, 2007.
10) Hecht DW: Prevalence of antibiotic resistance in anaerobic bacteria: worrisome developments. Clin Infect Dis, 39(1): 92-97, 2004.
11) Brook I: Antimicrobials therapy of anaerobic infections. J Chemother, 2015. Epub ahead of print.
12) Gilbert DN, et al: The Sanford Guide To Antimicrobial Therapy 2015 45th. Antimicrobial Therapy, 2015.
13) Dulhunty JM, et al: A multicenter randomized trial of continuous versus intermittent β-lactam infusion in severe sepsis. Am J Respir Crit Care Med, 192(11): 1298-1305, 2015.

索 引

欧文

A
area under the time-curve　8
AUC　8, 10
A群β溶連菌性扁桃炎　103

C
Child-Pugh 分類　43
CLDM　110, 125
Cockcroft-Gault 式　44
CRP　18
CYP　11, 12, 13, 14

E
EBウイルス　74
EBウイルス感染　21
eGFR　44
endoscopic sinus surgery　62
Epstein-Barr virus　74
ESS　62, 64

F
FDA 分類　36
Fusobacterium neclearium　124
Fusobacterium spp.　124

G
GABHS　76
GAS　20, 67, 68, 69, 70, 71
group A streptococcus　20
group A β-hemolytic streptococci　67
group A β-hemolytic streptococcus　76

H
Haemophilus influenzae　97
Haemophilus influenzae type B　112

Hib
Hib　17, 112

L
Ludwig's angina　120

M
M. catarrhalis　97
methicillin-resistant *S. aureus*　55
MNZ　126
Moraxella catarrhalis　95
M/P比　35
MRSA　55

O
OMC　59
ostiomeatal complex　59

P
PD　2, 8, 20
PFAPA 症候群　71
pharmacodynamics　2, 8
pharmacokinetics　2, 8
Pigmented Prevptella spp.　124
PK　2, 8, 10, 20
PK/PD　2, 124
PK/PD パラメータ　4
Prevotella spp.　124, 126
P糖タンパク質　11, 14

R
recurrent pharyngotonsillitis　67
recurrent tonsillitis　67
RID　36

S
Streptococcus anginosus group　124
S. pyogenes　69
SBT/ABPC　109
Streptococcus pneumoniae　97
Streptococcus pyogenes　67

T
TDM　6, 14, 15
therapeutic drug monitoring　6, 14
TID　36

W
WBC　18

和文

あ
アスピリン喘息　60
アデノウイルス　21, 75
アデノウイルス感染症　75

い
移行性　91
医薬品添付文書　32
医療提供の指針　24
インフルエンザウイルスワクチン　17

う
ウイルス　95
ウイルス感染症　18
ウイルス性扁桃炎　102

え
液性免疫　17
エナメル形成不全　19

お
オーストラリア分類　40

か
ガイドライン　20, 21
かぜ症候群　73
化膿レンサ球菌　67
肝機能　42
関節障害　19

き
起炎菌　88
嗅覚障害　59
急性咽頭炎・扁桃炎　30
急性咽頭・喉頭炎　74
急性化膿性（細菌性）耳下腺炎　83
急性喉頭炎　30, 79
急性喉頭蓋炎　30
急性上気道炎　95
急性中耳炎　29, 88
急性鼻副鼻腔炎　95
急性副鼻腔炎　30
急性扁桃炎　101, 108
緊急気管切開　112

く
クリンダマイシン　21, 110, 125

け
結合型肺炎球菌ワクチン　17
血中濃度-時間曲線下面積　8
血中濃度モニタリング　14
原因微生物　18
嫌気性菌　109, 114

こ
抗MRSA薬　57
抗菌薬　95
抗菌薬の適正使用　17
口腔底蜂窩織炎　120
好酸球性副鼻腔炎　65
高齢者　22
呼吸器症状　59
コンプライアンス　20

さ
細菌　95
細菌感染症　18
細菌性扁桃炎　103

し
シェーグレン症候群　83
真珠腫性中耳炎　54
歯芽着色　19
時間依存性抗菌薬　3
耳鼻科用点耳薬　55
習慣性扁桃炎　67
重症度分類　91
集団保育　94
小児使用制限　19
小児反復性耳下腺炎　83
小児の特殊性　17
新規抗菌薬の開発　21
腎機能　44
深頸部膿瘍　123
深頸部蜂窩織炎　118
迅速診断法　18

す
スルバクタム・アンピシリン　109

せ
セフェム系抗菌薬点耳薬　56
セフェム系薬　21

そ
相互作用　8, 10
相対的乳児薬剤摂取量　36

た
帯状疱疹ウイルス　75
耐性菌　21, 113
体内動態　18
胎盤通過性　33
唾石　82

ち
チトクロムP450（系）　11, 12
治療的薬物濃度モニタリング　6
治療不成功　20

て
低カルニチン血症　92
適正使用　18
伝染性単核球症　103

と
投与期間　18

な
内視鏡下副鼻腔手術　62, 64

に
ニューキノロン系抗菌薬点耳薬　56
乳児の理論的薬剤摂取量　36

の

濃度依存性抗菌薬　3

は

鼻茸　60
反復性咽頭・扁桃炎　67
反復性扁桃炎　67

ひ

ビアーズ基準　25
皮膚軟部組織感染症　117
びまん性汎細気管支炎　60
病型診断　18

ふ

副作用防止　6
服薬管理　24
服薬指導　20
服薬補助食品　20
服用性　17, 19

へ

併用禁忌　8, 9
併用注意　8, 9, 10
β-ラクタマーゼ産生菌　109

β-ラクタマーゼ阻害薬配合
　ペニシリン系薬　126
ペニシリンアレルギー　21
ペニシリン系薬　21
ヘルペス性咽頭炎　75
扁桃周囲炎　108
扁桃周囲膿瘍　108

ほ

保育園　17
蜂窩織炎　117
ホスホマイシン系抗菌薬点耳薬　56
ポリファーマシー　24

ま

マクロライド療法　62
慢性化膿性中耳炎　54
慢性扁桃炎　67

み

ミキシング　19

む

ムンプス　83
ムンプスワクチン　17

め

メトロニダゾール　114, 126

や

薬剤耐性化　89
薬物動態　2, 8, 17, 20, 23
薬力学　8, 20

よ

溶連菌　68, 70
溶連菌迅速診断　70
溶連菌性扁桃炎　69, 70
溶連菌性扁桃炎治療　70

り

流行性耳下腺炎　83
硫酸フラジオマイシン・ベタメタゾンリン酸エステルナトリウム配合剤　56

れ

レスピラトリーキノロン　63

ろ

ロタウイルスワクチン　17

投薬の禁忌・注意・副作用ならびに併用禁忌・注意一覧

抗菌薬	略号	経口	注射	外用	同系前投薬時アレルギーには禁忌 使用禁忌,注意,副作用	併用注意
ペニシリン系					他のβ-ラクタム薬前投薬時アレルギーには慎重投与 腎障害には注意．伝染性単核症には使用しない．	アンタゴニズムのためテトラサイクリン系とは併用しない．
アスポキシシリン	ASPC		○			
アモキシシリン	AMPC	○				
アンピシリン	ABPC	○	○			
スルタミシリン	SBTPC	○				
バカンピシリン	BAPC	○				
ピペラシリン	PIPC		○			メトトレキセートの作用増強
ベンジルペニシリン	PCG	○	○			
ペニシリン系合剤						
クラブラン酸・アモキシシリン	CVA/AMPC	○				
スルバクタム・アンピシリン	SBT/ABPC		○			
タゾバクタム・ピペラシリン	TAZ/PIPC		○			
ペネム系					主として腎排泄；他のβ-ラクタム薬前投薬時アレルギーには慎重投与	バルプロ酸Naは併用注意
ファロペネム	FRPM	○				
セフェム系など					主として腎排泄；他のβ-ラクタム薬前投薬時アレルギーには慎重投与	ワルファリンの作用増強；利尿薬で腎障害増強
セファクロル	CCL	○				
セファゾリン	CEZ		○			
セフェピム	CFPM		○			
セフォジジム	CDZM		○			
セフォゾプラン	CZOP		○			
セフォチアム	CTM		○			
セフォチアムヘキセチル	CTM-HE	○				
セフカペンピボキシル	CFPN-PI	○				
セフジトレンピボキシル	CDTR-PI	○				
セフジニル	CFDN	○				
セフタジジム	CAZ		○			
セフテラムピボキシル	CFTM-PI					
セフトリアキソン	CTRX		○			
セフポドキシムプロキセチル	CPDX-PR	○				
セフメノキシム	CMX		○	○	ビタミンK代謝障害による出血時間延長に注意	
セフロキサジン	CXD	○				
セフロキシムアキセチル	CXM-AX	○				
フロモキセフ	FMOX		○			

抗菌薬	略号	経口	注射	外用	使用禁忌, 注意, 副作用 同系前投薬時アレルギーには禁忌	併用注意
カルバペネム系					主として腎排泄；他のβ-ラクタム薬前投薬時アレルギーには慎重投与	禁忌：バルプロ酸Naでてんかん発作誘発
テビペネムピボキシル	TBPM-PI	○				
ドリペネム	DRPM		○			
パニペネムベタミプロン	PAPM-BP		○			
メロペネム	MEPM		○			
ニューキノロン系					主として腎排泄，妊婦には使用しない； 高齢者でアキレス腱断裂あり.	血糖異常：血糖降下薬；吸収障害：制酸薬，鉄剤；ワルファリンの作用増強；痙攣誘発：NSAIDs
オフロキサシン	OFLX	○		○		
ガレノキサシン	GRNX	○				
シタフロキサシン	STFX	○				
シプロフロキサシン	CPFX	○	○			痙攣誘発禁忌：ケトプロフェン；血圧低下，眠気禁忌：チザニジン
トスフロキサシン	TFLX	○		○	小児に使用可能	
ノルフロキサシン	NFLX	○		○	小児に使用可能	テオフィリン併用の血中濃度上昇
プルリフロキサシン	PUFX	○				
モキシフロキサシン	MFLX	○		○		
レボフロキサシン	LVFX	○	○	○		
ロメフロキサシン	LFLX	○		○		
マクロライド系					主として肝胆排泄	
(アセチル)スピラマイシン	SPM	○				
アジスロマイシン	AZM	○	○			
エリスロマイシン	EM	○	○	○	併用禁忌：ピモジド，エルゴタミン製剤	テオフィリン，ワルファリン，アミノグリコシド，ドセタキセルなど増強
クラリスロマイシン	CAM	○			腎・肝胆いずれからも排泄；併用禁忌：EMと同じ	テオフィリン，ワルファリン，タクロリムス，ジゴキシンなど増強
ジョサマイシン	JM	○				
ロキシスロマイシン	RXM	○			併用禁忌：EMと同じ	
ロキタマイシン	RKM	○				

抗菌薬	略号	経口	注射	外用	使用禁忌, 注意, 副作用 同系前投薬時アレルギーには禁忌	併用注意
アミノグリコシド系					聴神経障害：濃度依存不可逆性；腎障害：用量依存, 早期中止で可逆性 妊婦, 授乳中, 小児	腎毒性増強：フロセミド, 白金製剤, デキストラン, NSAIDsなど 呼吸抑制増強：麻酔薬, 筋弛緩薬など
アミカシン	AMK		○		重症筋無力症患者には慎重投与	
アルベカシン	ABK		○			
イセパマイシン	ISP		○			
カナマイシン	KM	○	○			
ゲンタマイシン	GM		○	○		
ジベカシン	DKB		○	○		
トブラマイシン	TOB		○	○		
フラジオマイシン	FRM			○		
ケトライド系						
テリスロマイシン	TEL	○			意識消失	
リンコマイシン系					主として肝胆排泄	
クリンダマイシン	CLDM	○	○	○		
リンコマイシン	LCM	○	○			
テトラサイクリン系					主として肝胆排泄, 半減期長く蓄積に注意；小児, 妊婦には使用しない. 肝障害, 腎障害に注意；空腹時に水で服用；重症筋無力症；光線過敏性	アンタゴニズムのためペニシリン系とは併用しない. 鉄含有製剤と併用しない；制酸剤, 牛乳併用で吸収障害
ドキシサイクリン	DOXY	○				
ミノサイクリン	MINO	○	○	○		
その他					主として肝胆排泄	
スルファメトキサゾール・トリメトプリム	ST	○			小児には禁忌 (Gray 症候群)	
ダプトマイシン	DAP		○			
テイコプラニン	TEIC		○			
バンコマイシン	VCM	○	○	○		腎毒性増強：フロセミド, 白金製剤, NSAIDs, アムホテリシンなど
ホスホマイシン	FOM	○	○	○	Na 含有量が多いので心不全患者には使用注意	
ムピロシン	MUP			○		
メトロニダゾール	MNZ		○	○	主として肝胆排泄	
リネゾリド	LZD	○	○			

抗菌薬	略号	経口	注射	外用	使用禁忌，注意，副作用	併用注意
					同系前投薬時アレルギーには禁忌	
					聴神経障害：濃度依存不可逆性；腎障害：用量依存，早期中止で可逆性 妊婦，授乳中，小児	腎毒性増強：フロセミド，白金製剤，デキストラン，NSAIDsなど 呼吸抑制増強：麻酔薬，筋弛緩薬など

抗真菌薬

抗菌薬	略号	経口	注射	外用	使用禁忌，注意，副作用	併用注意
AMPH－Bリポソーム	L-AMB		○			利尿剤で腎障害，抗不整脈薬で毒性増加，強心配糖体で不整脈
アムホテリシンB	AMPH-B	○	○			利尿剤で腎障害，抗不整脈薬で毒性増加，強心配糖体で不整脈
イトラコナゾール	ITCZ	○	○		アゼルニジピン，ニソルジピン，キニジン，シンバスタチン併用禁忌	ニフェジピンなど，ワルファリンなど
カスポファンギン	CPFG		○			
グリセオフルビン	GRF	○				
ナイスタチン	NYS	○				
フルコナゾール	FLCZ	○	○			ニフェジピンなど，ワルファリン，スルホニル尿素系血糖降下薬
フルシトシン	5-FC	○				
ボリコナゾール	VRCZ	○	○			増強：リファブチン，トリアゾラム，ピモジド；減弱：リファンピシンなど
ミカファンギン	MCFG		○			
ミコナゾール	MCZ	○	○	○	アゼルニジピン，ニソルジピン，キニジン，シンバスタチン併用禁忌	ニフェジピンなど，ワルファリン，スルホニル尿素系血糖降下薬

抗結核薬

抗菌薬	略号	経口	注射	外用	使用禁忌，注意，副作用	併用注意
イソニアジド	INH	○	○			
エタンブトール	EB	○				
ストレプトマイシン	SM		○			
デラマニド	OPC-67683	○				
リファンピシン	RFP	○				他の薬剤の効果を減弱

（鈴木賢二）

みみ・はな・のど感染症への上手な抗菌薬の使い方
―知りたい，知っておきたい，知っておくべき使い方―

2016年4月20日　第1版第1刷発行(検印省略)

編者　鈴木賢二
発行者　末定広光
発行所　株式会社　全日本病院出版会
東京都文京区本郷3丁目16番4号7階
郵便番号 113-0033　電話 (03) 5689-5989
FAX (03) 5689-8030
郵便振替口座　00160-9-58753
印刷・製本　三報社印刷株式会社

©ZEN-NIHONBYOIN SHUPPAN KAI, 2016.

・本書に掲載する著作物の複製権・翻訳権・上映権・譲渡権・公衆送信権
（送信可能化権を含む）は株式会社全日本病院出版会が保有します．
・JCOPY ＜(社)出版者著作権管理機構　委託出版物＞
本書の無断複写は著作権法上での例外を除き禁じられています．複写される場合は，そのつど事前に，(社)出版者著作権管理機構（電話 03-3513-6969，FAX03-3513-6979, e-mail：info@jcopy.or.jp）の許諾を得てください．
本書をスキャン，デジタルデータ化することは複製に当たり，著作権法上の例外を除き違法です．代行業者等の第三者に依頼して同行為をすることも認められておりません．

定価はカバーに表示してあります．
ISBN　978-4-86519-216-2　C3047